临床药物学理论与实践

主编　李永霞　胡贵峰　徐玉亮　张昊皓

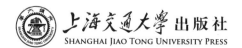
上海交通大学出版社
SHANGHAI JIAO TONG UNIVERSITY PRESS

内容提要

　　本书从临床实用的角度出发，紧密结合当前临床药物应用学的发展现状及趋势，重点阐述了各科常用药物的用法、用量、注意事项、药物相互作用等内容。本书可作为临床医师和药师科学、规范、合理用药的参考用书。

图书在版编目（CIP）数据

　　临床药物学理论与实践／李永霞等主编. --上海 ：
上海交通大学出版社，2023.12
　　ISBN 978-7-313-29561-3

　　Ⅰ．①临… Ⅱ．①李… Ⅲ．①药物学 Ⅳ．①R9

　　中国国家版本馆CIP数据核字（2023）第183481号

临床药物学理论与实践

LINCHUANG YAOWUXUE LILUN YU SHIJIAN

主　　编：李永霞　胡贵峰　徐玉亮　张昊皓				
出版发行：上海交通大学出版社		地　　址：上海市番禺路951号	
邮政编码：200030		电　　话：021-64071208	
印　　制：广东虎彩云印刷有限公司			
开　　本：710mm×1000mm 1/16		经　　销：全国新华书店	
字　　数：200千字		印　　张：11.5	
版　　次：2023年12月第1版		插　　页：2	
书　　号：ISBN 978-7-313-29561-3		印　　次：2023年12月第1次印刷	
定　　价：198.00元			

编委会

◎ **主　编**

李永霞　胡贵峰　徐玉亮　张昊皓

◎ **副主编**

曾贝贝　王优丽　庄美红　单国庆

◎ **编　委**（按姓氏笔画排序）

王优丽（山东省淄博市中医医院）

庄美红（广东省兴宁市中医医院）

李　浩（河南省南阳市中医院/河南省南阳市骨科医院）

李永霞（山东省济南市儿童医院）

张昊皓（山东中医药大学第二附属医院）

单国庆（山东省济宁市食品药品检验检测研究院）

胡贵峰（山东颐养健康集团肥城医院）

徐玉亮（山东省滕州市东郭中心卫生院）

曾贝贝（湖北省黄石市中医医院）

主编简介

◎李永霞

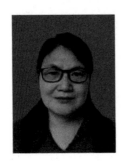

毕业于山东大学药学专业，现就职于山东省济南市儿童医院。擅长临床合理用药指导及提供药物咨询服务。曾多次获济南市"优秀中医师""优秀工作者"等荣誉称号。发表论文6篇，出版著作2部。

Foreword 前言

　　临床用药是防病、治病的重要环节,在现代医疗中占有重要的地位。随着社会经济和医疗科技的飞速发展,现代药物学的内容不断得到更新和充实,涉足的领域也具有相当的广度。药物学也是一门实用性很强的学科,对医药卫生人员及家庭合理用药都有重要的参考价值,受到普遍的欢迎。新药品种不断涌现,药品数量急剧增加,用药复杂性也越来越高,用药引起的社会问题也越来越多。近年来,药害事件和药源性疾病接连发生,教训极其惨痛。社会公众对药师的要求已不再满足于仅仅为他们提供安全有效的药品,而且要求提供安全有效的药物治疗。

　　近年来,随着药物品种、剂型、规格迅猛增加,一些新的理论、新的技术和新的治疗方法大量涌现并应用于临床,给临床医师如何合理地选用药物品种、有效地防治疾病带来了困难。为适应我国社会医疗保障制度改革的深化,加强人们自我保健和药疗意识,也为了使医药学教学更好地结合临床实际,适应培养多层次实用型人才,方便广大医药工作者熟悉常用药物的基础知识,安全合理选择和使用药物,充分发挥药物在防病、治病中的重要作用,我们特参考了国内外众多文献,组织一线的药师和医师共同编写了《临床药物学理论与实践》一书。

　　本书从临床实用的角度出发,紧密结合当前临床药物应用学的发展现状及趋势,重点阐述了各科常用药物的用法、用量、注意事项、药物相互作用等内容。本书内容丰富、资料翔实、紧贴临床实际，药物使用方法具体可行，集科学性、先进性和实用性于一体，具有很高的参考价值，可作为临床医师和药师科学、规范、合理用药的参考用书。

由于临床药物治疗学涉及的专业知识面广，加之编写人员专业领域各不相同，编写人员水平、能力和学识有限，书中还存在着不妥和疏漏，望广大读者提出宝贵意见和建议，以便以后修订。

《临床药物学理论与实践》编委会
2023 年 3 月

Contents **目录**

第一章　神经科常用药

第一节　抗抑郁药

抗抑郁药是一类具有抗抑郁作用的药物。它不仅能治疗各类抑郁症,而且对焦虑、强迫、慢性疼痛、疑病及恐怖等都有一定疗效。抗抑郁药根据化学结构及作用机制的不同分为以下几类。①三环类抗抑郁药:阿米替林、丙咪嗪、氯米帕明、多塞平等。②四环类抗抑郁药:马普替林。③选择性 5-羟色胺(5-HT)再摄取抑制药:氟西汀、帕罗西汀、舍曲林、氟伏沙明、西酞普兰。④5-HT 及去甲肾上腺素(NA)再摄取抑制药:文拉法辛。⑤去甲肾上腺素能及特异性5-HT能抗抑郁药:米氮平。⑥单胺氧化酶抑制药:吗氯贝胺。⑦5-HT 受体拮抗剂/再摄取抑制药:曲唑酮。⑧选择性去甲肾上腺素再摄取抑制药:瑞波西汀。⑨其他:噻萘普汀、贯叶连翘提取物等。

传统的三环类抗抑郁药疗效明确,因其作用位点多,故易产生多种不良反应。例如,自主神经系统、中枢神经系统、心血管系统等不良反应。现较广泛使用的四环类抗抑郁药有马普替林,其疗效与三环类药物相当,但不良反应较轻。近 10 年来,新型抗抑郁药在临床得到广泛应用,主要因为这些药物较传统的抗抑郁药更为安全和有效。

一、阿米替林

(一)别名

氨三环庚素,盐酸阿米替林。

(二)作用与用途

三环类抗抑郁药,选择性抑制神经中枢突触部位对去甲肾上腺素和5-HT的再摄取,使突触间去甲肾上腺素和 5-HT 的含量增加,并增强突触后膜 5-HT$_2$ 受体的敏感性。口服吸收完全,8～12 小时达血药浓度峰值。吸收后分布于全身,可透过胎盘屏障。血浆蛋白结合率为 96%。药物经肝脏代谢,主要活性代谢产物为去甲替林。本药主要经肾脏缓慢排泄,也可从乳汁排泄。血中半衰期为 32～40 小时。临床用于治疗各型抑郁症或抑郁状态,对抑郁性神经症亦有效。也用于治疗小儿遗尿症。

(三)注意事项

(1)不良反应:常见口干、嗜睡、便秘、视物模糊、排尿困难、心悸及心动过速。偶见心律失常、眩晕、运动失调、癫痫发作、直立性低血压、肝损害和迟发性运动障碍等。用量较大时对敏感者可引起谵妄。

(2)禁忌证:本品不得与单胺氧化酶抑制药合用。患者有转向躁狂倾向时应立即停药。对本药及其他三环类药物过敏者,严重心脏病、高血压患者,青光眼患者,排尿困难、前列腺肥大、尿潴留者,甲状腺功能亢进者,重症肌无力患者,急性心肌梗死恢复期患者,癫痫患者,肝功能不全者,6 岁以下儿童禁用。支气管哮喘患者,心血管疾病(除严重心脏病、高血压)患者,严重肾功能不全者,孕妇慎用。哺乳期妇女用药期间应停止哺乳。

(3)本药可导致光敏感性增加,应避免长时间暴露于阳光或日光灯下。

(4)维持治疗时,可每晚顿服,但老人、儿童与心脏病患者仍宜分次服用。

(四)用法与用量

1.成人

(1)口服:初始剂量为每次 25 mg,一天 2～3 次;可酌情增至一天 150～250 mg,分 3 次服用;最大剂量不超过一天 300 mg,维持剂量为一天 50～150 mg。

(2)肌内注射:严重抑郁症、抑郁状态,每次20～30 mg,一天 2 次,可酌情增量;患者能配合治疗后改为口服给药。

2.老年人

口服:一天 50 mg,分次服或晚间顿服,可酌情减量。

3.儿童

口服:①6 岁以上小儿遗尿症,每次 25 mg,睡前顿服。②青少年抑郁症,一天 50 mg,分次服或晚间顿服。

(五)制剂与规格

片剂:10 mg;25 mg。缓释片:50 mg。注射液:2 mL:20 mg。

二、多塞平

(一)别名

多虑平,凯塞,凯舒,普爱宁。

(二)作用与用途

本品为三环类抗抑郁药,作用机制同阿米替林。除抗抑郁外,本药有一定的抗焦虑作用,但抗胆碱作用较弱。口服易吸收,2～4小时血药浓度达峰值。局部外用后,也可在血中检测到药物。多塞平在体内分布较广,可透过血-脑屏障和胎盘屏障。在肝脏代谢,生成活性代谢物去甲基多塞平。药物可泌入乳汁。血中半衰期为8～25小时。临床用于治疗焦虑性抑郁症或抑郁性神经症。也可用于镇静、催眠。本药乳膏剂用于治疗慢性单纯性苔癣、湿疹、特应性皮炎、过敏性接触性皮炎等引起的瘙痒。

(三)注意事项

(1)不良反应:轻微的有唇干、口干、口腔异味、恶心、呕吐、食欲缺乏、消化不良、便秘、腹泻、头痛、头晕、嗜睡、疲劳、失眠、烦躁、多汗、虚弱、体重增加或减少、视物模糊等。可随机体对药物的适应自行消失。局部症状有烧灼感和/或刺痛感、瘙痒加重、湿疹加重及皮肤干燥、发紧、张力增高、感觉异常、水肿、激惹、脱屑和龟裂。严重的不良反应有兴奋、焦虑、发热、胸痛、意识障碍、排尿困难、乳房肿胀、耳鸣、痉挛、惊厥、脱发、手足麻木、心悸、癫痫、咽痛、紫癜、震颤、眼睛或皮肤黄染等。

(2)禁忌证:对本药及其他三环类药物过敏者、严重心脏病患者、心肌梗死恢复期患者、甲状腺功能亢进患者、谵妄者、尿潴留者、癫痫患者、青光眼患者、肝功能不全者禁用。心血管疾病患者,前列腺肥大、排尿困难者,眼压高者,肾功能不全者,儿童,老人,孕妇,哺乳期妇女慎用。

(3)停用单胺氧化酶抑制药2周后,才能使用本药。

(4)本药乳膏只用于局部未破损皮肤,不能用于眼部及黏膜。用药部位不可使用密闭敷料。连续使用本药乳膏不得超过1周,以防药物蓄积。

(四)用法与用量

(1)口服抗抑郁,初始剂量为每次25 mg,一天2～3次;逐渐增至一天100～250 mg;最大剂量不超过一天300 mg。

(2)肌内注射重度抑郁症,每次25～50 mg,一天2次。

（3）局部外用于患处涂一薄层，一天 3 次，每次涂布面积不超过总体表面积的 5％，2 次使用应间隔 4 小时。

（五）制剂与规格

片剂：25 mg；50 mg；100 mg。注射液：1 mL：25 mg。乳膏：10.0 g：0.5 g。

三、氯米帕明

（一）别名

安拿芬尼，海地芬，氯丙咪嗪。

（二）作用与用途

本药为三环类抗抑郁药，通过抑制突触前膜对去甲肾上腺素与 5-HT 的再摄取而产生抗抑郁作用，其抑制 5-HT 再摄取的作用强于其他三环类抗抑郁药。本药具中度抗胆碱作用，同时还有抗焦虑与镇静作用。口服吸收迅速而完全，生物利用度为 30％～40％，进食对吸收无影响。药物可广泛分布于全身，也可分布于脑脊液中，能透过胎盘屏障。血浆蛋白结合率高达 96％～97％。在肝脏有首过代谢，活性代谢产物为去甲氯米帕明。血中半衰期为 21～31 小时。临床用于内因性抑郁症、心因性抑郁症、抑郁性神经症及各种抑郁状态；伴有抑郁症状的精神分裂症。用于强迫症、恐惧症。也用于多种疼痛。

（三）注意事项

（1）不良反应：常见过度嗜睡。其他主要不良反应有精神紊乱、口干、出汗、眩晕、震颤、视物模糊、排尿困难、直立性低血压、性功能障碍（见于男性）、恶心及呕吐等。偶见皮肤过敏、粒细胞减少。罕见肝损伤、发热、癫痫发作。大剂量时可产生焦虑、心律不齐、传导阻滞、失眠等。

（2）禁忌证：严重心脏病、心肌梗死急性发作期、癫痫、青光眼、尿潴留及对三环类药物过敏者、6 岁以下儿童禁用。肝肾功能不全、前列腺肥大、心血管病患者，以及老年人、孕妇及哺乳期妇女慎用。

（3）不得与单胺氧化酶抑制药合用。

（4）只有在治疗抑郁症、强迫症或恐惧症的起始阶段，口服给药不可行或不合适时，方可采用肌内注射或静脉滴注给药。

（四）用法与用量

1.口服

（1）治疗抑郁症：①成人起始剂量为每次 25 mg，一天 2～3 次；或服缓释片，一天75 mg,每晚顿服;可在1～2周内缓慢增加至最适剂量;门诊患者最大剂量为一天250 mg,住院患者为300 mg。②老年人:口服起始剂量为一天20～30 mg,剂量可酌情缓慢增加,以不超过一天75 mg为宜。③儿童:6岁以上者,起始剂量为一天10 mg;10天后,6～7岁儿童可增至一天20 mg,8～14岁儿童可增至一天20～25 mg,14岁以上儿童可增至一天50 mg。最大剂量为一天200 mg。

(2)治疗强迫症:起始剂量为一次25 mg,一天1次;前2周逐渐增加至一天100 mg,数周后可再增加,最大剂量为一天250 mg。儿童患者口服用量同抑郁症。

(3)治疗恐惧症:成人,一天75～150 mg,分2～3次服。

(4)治疗慢性疼痛:成人,一天10～150 mg,宜同时服用镇痛药。

2.静脉滴注

成人,严重抑郁症者,开始一天25～50 mg溶于250～500 mL葡萄糖氯化钠注射液中,一天1次,在1.5～3.0小时输完;可缓慢增加至一天50～150 mg,最大剂量一天不超过200 mg。

(五)制剂与规格

片剂:10 mg;25 mg。缓释片:75 mg。注射液:2 mL:25 mg。

四、马普替林

(一)别名

甲胺丙内乙蒽,路滴美,路地米尔,马普智林,麦普替林。

(二)作用与用途

马普替林为四环类抗抑郁药,与三环类抗抑郁药具有相似的药理作用。本药可选择性地抑制中枢神经元突触前膜对去甲肾上腺素的再摄取,但不能阻断对5-羟色胺的再摄取。其抗抑郁效果与阿米替林相似,且起效较快、不良反应较少。此外,本药还有抗胆碱作用。口服后吸收完全,血药浓度达峰时间为12小时。起效时间通常为2～3周,少数可在7天内起效。口服片剂的生物利用度为100%。马普替林在肝脏代谢,代谢产物有去甲基马普替林和马普替林-N-氧化物,均有药理活性。母体药物血中半衰期为27～58小时,老年人为66.1小时。活性代谢物血中半衰期为60～90小时。临床主要用于治疗各型抑郁症。

(三)注意事项

1.不良反应

与三环类药物相似,但轻微而短暂。

2.禁忌证

对本药过敏者,急性心肌梗死患者,束支传导阻滞者,癫痫患者或有惊厥史者,闭角型青光眼患者,尿潴留者,酒精、安眠药、止痛药或抗精神病药物急性中毒者,6岁以下儿童,哺乳期妇女禁用。心血管疾病者、前列腺肥大者、排尿困难者、有眼内压升高病史者、甲状腺功能亢进者或同服甲状腺激素者、肝肾功能不全者、老年人、孕妇慎用。

(四)用法与用量

口服。

1.成人

开始每次25 mg,一天2～3次,根据病情需要隔天增加25～50 mg;有效治疗量一般为一天75～150 mg;维持剂量一天50～150 mg,分1～2次口服。

2.老年

起始剂量为每次10 mg,一天3次;或一次25 mg,一天1次;或一次12.5 mg,一天1次。然后逐渐增至一天50～75 mg维持。老年人维持治疗时不宜在晚间睡前单次服药,仍以分次服药为宜。

(五)制剂与规格

片剂:10 mg;25 mg;50 mg;75 mg。注射液:5 mL：25 mg。滴剂:50 mL：1 mg。

五、氟西汀

(一)别名

百优解,氟苯氮苯胺,氟苯氧丙胺,氟胺苯胺丙醚,氯苯氟丙胺。

(二)作用与用途

本药为选择性5-HT再摄取抑制药,可特异性地抑制5-HT的再摄取,增加突触间隙5-HT的浓度,从而起到抗抑郁的作用。本药对5-HT再摄取的抑制作用强于对去甲肾上腺素或多巴胺再摄取的抑制作用。其抗副交感神经的作用和抗组胺的作用较弱。口服吸收良好,用药后1～2周即可起效。治疗抑郁症时,4周可达最大效应;而治疗强迫症时,需5周或更长时间才能达到最大效应。本药有首过效应,生物利用度为100%。在体内分布广泛,可透过血-脑屏障。血浆蛋白结合率高达95%。本药主要在肝脏经细胞色素P4502D6酶代谢,主要代谢产物为有活性的去甲氟西汀,其他还有少量葡萄糖醛酸结合物。药物主要经肾随尿排出,少量随粪便排出,另有部分随乳汁分泌。氟西汀和去甲氟西汀的血中半衰期分别为1～3天、4～16天,两者均不能通过透析清除。临床用于治疗各种抑郁性精神障碍,包括轻型或重型抑郁症、双相情感障碍的抑郁症、心因性抑郁症及抑郁性神经症。国外已批准用于治疗强迫症,还用于治疗贪食症、经前紧张症。

(三)注意事项

(1)不良反应:常见厌食、焦虑、腹泻、倦怠、头痛、失眠及恶心等。可见昏睡、多汗、皮疹等。少见咳嗽、胸痛、味觉变化、呕吐、胃痉挛、食欲缺乏或体重下降、便秘、视力改变、多梦、注意力集中困难、头晕、口干、心率加快、乏力、震颤、尿频、痛经、性功能减退及皮肤潮红。罕见皮肤变态反应、低血糖症、低钠血症、躁狂发作或癫痫发作。

(2)禁忌证:对本药过敏者禁用。肝肾功能不全者、儿童、孕妇慎用。不推荐哺乳期妇女使用。

(3)本药及其活性代谢产物的血中半衰期较长,停药时无须逐渐减量停药,但应考虑药物的蓄积作用。停药后其作用可持续5周,因此在停药期间应继续观察服药期间的所有反应。

(四)用法与用量

口服。

1.一般用法

(1)成人,起始剂量为一天20 mg,早餐后服用为宜;如数周后疗效不明显,可每周增加20 mg;通常有效治疗剂量为每次20～40 mg,一天1次;最大剂量不应超过一天60 mg。

(2)老年人,起始剂量为一天10 mg,应延长服药间隔时间,缓慢增加剂量。

2.难治性抑郁症

可用至每次60 mg,一天1次;维持量为每次20 mg,一天1次;或每次20 mg,每2～3天1次。

3.强迫症、贪食症

用量略高于抑郁症的治疗剂量,可能需要用至每次40～60 mg,一天1次。

(五)制剂与规格

片剂:10 mg;20 mg。分散片:20 mg。胶囊:20 mg。

六、帕罗西汀

(一)别名

氟苯哌苯醚,帕罗克赛,赛乐特。

(二)作用与用途

本药为抗抑郁药,能选择性抑制 5-HT 的再摄取,提高神经突触间隙内 5-HT 的浓度,从而产生抗抑郁作用。对去甲肾上腺素与多巴胺的再摄取抑制作用很微弱。本药不与肾上腺素 α_1、α_2 或 β 受体发生作用,也不与多巴胺 D_2 或组胺 H_1 受体结合,不抑制单胺氧化酶。口服吸收良好,有首过效应。口服本药 30 mg,10 天内可达稳态血药浓度,达峰时间为 5.2 小时,血药浓度峰值为 61.7 ng/mL。生物利用度为 50%～100%。吸收不受食物或抗酸药的影响。本药可广泛分布于各种组织和器官,仅 1% 出现在体循环中。血浆蛋白结合率高达 95%。药物经肝脏 CYP450 同工酶代谢,代谢产物无活性。本药大部分经肾随尿排出,其中 2% 为原形;约 36% 由粪便排出;也可经乳汁排泄。健康人的血中半衰期为 24 小时,个体间存在显著差异。临床主要用于治疗抑郁症及其伴发的焦虑症状和睡眠障碍,也可用于惊恐障碍、社交恐惧症及强迫症。

(三)注意事项

(1)不良反应:常见乏力、便秘、腹泻、头晕、头痛、口干、视物模糊、多汗、失眠、性功能减退、震颤、尿频或尿潴留、呕吐、恶心、嗜睡、激动及胃肠胀气等。较少见焦虑、食欲改变、心悸、感觉障碍、味觉改变、体重变化、肌痛、肌无力、直立性低血压、血管神经性水肿、肝功能异常、心动过速、低钠血症、皮疹。罕见的不良反应有锥体外系反应,如静坐不能、肌张力低下、肌张力不协调、构音不连贯等。

(2)禁忌:对本药过敏者禁用。癫痫患者、癫痫或躁狂病史者、严重心脏疾病患者、闭角型青光眼患者、肝功能不全者、肾功能不全者、孕妇、哺乳期妇女慎用。

(3)帕罗西汀:在服用 1～3 周后才能充分显效。用药时间应足够长以巩固疗效,抑郁症痊愈后维持治疗时间至少数月,强迫症和惊恐障碍的维持治疗时间更长。

(4)用药期间不宜驾驶车辆、操作机械或高空作业。

(四)用法与用量

口服。建议每天早餐时顿服,勿咀嚼药片。

1.抑郁症、社交恐惧症/社交焦虑症

一天 20 mg;2～3 周后根据患者反应,每周可将一天剂量增加 10 mg,最大剂量可达一天 50 mg。

2.强迫症

初始剂量为一天 20 mg,每周可将一天剂量增加 10 mg;常规剂量为一天 40 mg,最大剂量可达一天 60 mg。

3.惊恐障碍

初始剂量为一天 10 mg,每周可将一天剂量增加 10 mg;常规剂量为一天 40 mg,最大剂量可达一天50 mg。

(五)制剂与规格

片剂:20 mg。

七、舍曲林

(一)别名

珊特拉林,左洛复。

(二)作用与用途

本药是选择性 5-HT 再摄取抑制药,对 5-HT 再摄取的抑制强化了 5-HT 受体神经传递。本药与毒蕈碱受体、5-羟色胺能受体、多巴胺受体、肾上腺素受体、组胺受体、γ-氨基丁酸受体及苯二氮䓬类受体无亲和作用。口服易吸收,6～8 小时血药浓度达峰值。在体内分布广泛,血浆蛋白结合率约为 98%。药物通过肝脏代谢,形成活性较弱的代谢产物 N-去甲基舍曲林。舍曲林和去甲基舍曲林在体内代谢完全,最终代谢产物随粪便和尿液等量排泄,只有少量原形药随尿排出。舍曲林在血中的平均半衰期为 22～36 小时,N-去甲基舍曲林的血中半衰期为 62～104 小时。临床主要用于治疗抑郁症,或预防其发作,也用于治疗强迫症。

(三)注意事项

(1)不良反应:有胃肠道不适,如恶心、厌食、腹泻等。亦可出现头痛、不安无力、嗜睡、失眠、头晕或震颤等。少见不良反应有过敏性皮疹及性功能减退。大剂量时可能诱发癫痫。突然停药可有撤药综合征,如失眠、焦虑、恶心、出汗、震颤、眩晕或感觉异常等。

(2)禁忌证:对本药过敏者、严重肝功能不全者禁用。有癫痫病史者、闭角型青光眼患者、严重心脏病患者、轻至中度肝功能不全者、肾功能不全者、儿童、孕妇、哺乳期妇女慎用。

(3)出现癫痫发作应停药。

（4）用药期间不宜驾驶车辆、操作机械或高空作业。

（四）用法与用量

口服。

1.抑郁症

每次 50 mg，一天 1 次，治疗剂量范围为一天 50～100 mg。

2.强迫症

开始剂量为每次 50 mg，一天一次；逐渐增加至一天 100～200 mg，分次口服。

（五）制剂与规格

片剂：50 mg；100 mg。密封，30 ℃以下保存。

八、氟伏沙明

（一）别名

氟甲沙明，氟戊肟胺，兰释。

（二）作用与用途

本药具有抗抑郁作用，可抑制脑神经元对 5-HT 的再摄取，但不影响对去甲肾上腺素的再摄取和单胺氧化酶的活性，对心血管系统影响小，很少引起直立性低血压。口服吸收迅速而完全。单次服用100 mg，2～8 小时达血药浓度峰值。用药后 10 天内达稳态血药浓度。进食对药物吸收的影响不明显。血清总蛋白结合率为 77%。药物在肝脏代谢，肾脏排泄占总排泄量的 94%，少量经乳汁分泌。母药的血中半衰期为 15.6 小时。临床用于治疗各类抑郁症和强迫症。

（三）注意事项

（1）不良反应：本药耐受良好，常见的不良反应有困倦、恶心、呕吐、口干、过敏等，连续使用2～3周后可逐渐消失。也可见心动过缓、可逆性血清肝酶浓度升高。偶见惊厥。

（2）禁忌证：对本药过敏者、哺乳期妇女禁用。癫痫患者、患躁狂症或处于轻度躁狂状态的患者、孕妇慎用。不推荐儿童使用，但 8 岁以上儿童可酌情使用。

（3）服用本药期间禁止驾驶车辆或操作机械。

（4）本药治疗抑郁症伴焦虑状态、烦躁、失眠时，如疗效不佳，可与苯二氮䓬类药合用，但禁止与单胺氧化酶抑制药（MAOI）合用。停用本药 2 周后才可使用 MAOI。

（四）用法与用量

口服。

1.抑郁症

推荐起始剂量为一天 50～100 mg,晚间顿服,再逐渐增加;常规剂量为一天 100 mg,可酌情调整,剂量超过一天 150 mg 时可分次服。

2.抑郁症复发

推荐剂量为一天 50～100 mg。

3.强迫症

推荐的起始剂量为一天 50 mg,睡前服,连服 3～4 天,再逐渐增加;常规剂量为一天100～300 mg;最大剂量为一天 300 mg。儿童强迫症:8 岁以上儿童的起始剂量为一天50 mg,睡前服;最大剂量为一天 200 mg。

（五）制剂与规格

片剂:50 mg;100 mg。干燥,避光处保存。

九、西酞普兰

（一）别名

氰酞氟苯胺,喜普妙。

（二）作用与用途

本药是一种二环氢化酞类衍生物,为选择性 5-HT 再摄取抑制药。通过抑制5-HT再摄取,提高突触间隙 5-HT 浓度,增强 5-HT 的传递功能而产生抗抑郁作用。口服吸收好,2～4 小时达血药峰浓度,食物不影响其吸收。一天 1 次给药,约 1 周内血清浓度达稳态。绝对生物利用度约80％。药物在肝脏代谢,主要代谢产物有 3 种,均有活性,但它们的选择性、活性都比母体化合物差,在血清中的浓度也较低。血中半衰期较长,正常成人半衰期约 35 小时。血液透析不能清除本药。临床用于各种类型的抑郁症。

（三）注意事项

(1)不良反应:本药的不良反应通常短暂而轻微,在治疗开始的第 1～2 周比较明显,随着抑郁状态的改善,不良反应逐渐消失。常见恶心、呕吐、口干、腹泻、多汗、流涎减少、震颤、头痛、头晕、嗜睡或睡眠时间缩短。可引起激素分泌紊乱、躁狂、心动过速及直立性低血压、性功能障碍。有引起癫痫发作的个案报道。

(2)禁忌证:对本药过敏者禁用。对心血管疾病患者、有自杀倾向者、肝功能

11

不全者、严重肾功能不全者、有躁狂病史者、有癫痫病史者、孕妇、哺乳期妇女慎用。

（3）使用本药不应同时服用含乙醇的制品。

（4）服用本药期间，患者从事需精神高度集中的工作（包括驾驶汽车）时应谨慎。

（5）本药通常需经过 2～3 周的治疗方可判定疗效。为防止复发，治疗至少持续 6 个月。为避免出现戒断症状，需经过 1 周的逐步减量后方可停药。

（四）用法与用量

口服。初始剂量为每次 20 mg，一天 1 次；必要时可增至最大剂量每次 60 mg，一天 1 次；增量需间隔 2～3 周。肝功能不全者、65 岁以上的患者初始剂量为每次 10 mg，一天 1 次；推荐剂量为一天 20 mg，最大剂量为一天 40 mg。

（五）制剂与规格

片剂：20 mg。

十、文拉法辛

（一）别名

博乐欣，凡拉克辛，万拉法新，怡诺思。

（二）作用与用途

文拉法辛及其活性代谢物是神经系统 5-HT 和去甲肾上腺素再摄取抑制药，通过抑制 5-HT 和 NA 的再摄取而发挥抗抑郁作用。本药及其活性代谢产物对多巴胺的再摄取有轻微的抑制作用，对单胺氧化酶无抑制作用。口服经胃肠道吸收迅速而良好，有首过效应。在肝脏中代谢的主要活性产物为。O-去甲基文拉法辛（ODV），其抗抑郁作用与母体药相似。多次给药，文拉法辛和 ODV 在 3 天内达到稳态血浆浓度。文拉法辛和 ODV 的血浆蛋白结合率分别为 27% 和 30%；血中半衰期分别为 5 小时、11 小时。本药及其代谢产物主要经肾脏排泄。临床用于治疗各种抑郁症及抑郁伴发的焦虑，国外还用于治疗广泛性焦虑症。

（三）注意事项

（1）不良反应：有胃肠道不适、头痛、无力、嗜睡、失眠、头晕或震颤等；少见过敏性皮疹及性功能减退；可引起血压升高，且与剂量呈正相关；大剂量时可诱发癫痫；突然停药可见撤药综合征。

（2）禁忌证：对本品过敏者禁用。闭角型青光眼、癫痫、严重心脏疾病、高血压、甲状腺疾病、血液病患者，以及有自杀倾向者、肝功能不全者、肾功能不全者、老年患者、孕妇及儿童慎用。

（3）本药缓释胶囊应于每天相同的时间在进餐时服，一天1次，以水送服。不得将其弄碎、嚼碎或溶解在水中服用。

（4）用药期间驾车或操纵机器应谨慎。

（四）用法与用量

口服。起始剂量为一天37.5 mg，分2～3次进餐时服；剂量可酌情增加，通常最大剂量为一天225 mg，分3次服；增加的剂量达一天75 mg时，至少应间隔4天。对严重抑郁症患者，剂量可增至一天375 mg；轻至中度肾功能不全者，日剂量应降低25％。中度肝硬化患者，日剂量应降低50％。

（五）制剂与规格

片剂：25 mg；37.5 mg；50 mg；75 mg；100 mg。胶囊：25 mg；50 mg。缓释胶囊：75 mg；150 mg。

十一、曲唑酮

（一）别名

苯哌丙吡唑酮，美抒玉。

（二）作用与用途

本药为三唑吡啶类抗抑郁药。本药可选择性地抑制5-HT的再吸收，并可微弱地阻止去甲肾上腺素再吸收。本药无抗胆碱不良反应，对心血管系统的毒性小，但能引起血压下降，此作用与剂量相关。本药还具有中枢镇静作用和轻微的肌肉松弛作用，但无抗痉挛和中枢兴奋作用。此外，本药能阻断5-HT$_2$受体，改善睡眠，并能显著缩短抑郁症患者入睡的潜伏期，延长整体睡眠时间，提高睡眠效率。口服吸收良好。由肝脏的微粒体酶广泛代谢，其代谢产物仍有明显的活性。本药及其代谢产物均易透过血-脑屏障，极少量可透过胎盘屏障。本品血中半衰期平均为4.1小时，但个体差异较大，故某些患者可能会出现药物蓄积。临床主要用于治疗各种抑郁症，也可用于治疗伴有抑郁症状的焦虑症。

（三）注意事项

（1）不良反应：常见嗜睡、疲乏、头昏、头痛、失眠、紧张、震颤、视物模糊、口干、便秘、过度镇静及激动等。少见直立性低血压、心动过速、恶心、呕吐。偶见高血压、腹痛、共济失调、白细胞和中性粒细胞计数降低。极少见肌肉骨骼疼痛、多梦、静坐不能、变态反应、贫血、胃胀气、排尿异常、性功能障碍和月经异常等。

（2）禁忌证：对本药过敏者、严重肝功能不全者、严重心脏病或心律失常者、意识障碍者禁用。癫痫患者、轻至中度肝功能不全者、肾功能不全者、孕妇、哺乳期妇女慎用。

（3）本药与降压药合用，需要减少降压药的剂量。

（4）服用本药应从低剂量开始，逐渐增加剂量并观察治疗反应。如出现嗜睡，须减量或将每天的大部分药调至睡前服。通常在治疗第 1 周内症状有所减轻，在 2 周内出现较好的抗抑郁效果，25％的患者达到较好的疗效需要 2～4 周。

（5）本药宜在餐后立即服用。禁食或空腹服药可能会加重头晕。

（四）用法与用量

口服。

1.成人

初始剂量为一天 50～100 mg，分次服；3～4 天内，门诊患者剂量以一天 200 mg 为宜，分次服；住院患者较严重者剂量可增加，最高剂量不超过一天 400 mg，分次服。长期用药，维持量为最低有效剂量。一旦产生足够的疗效，可酌情逐渐减量。建议持续治疗数月以上。

2.老年人

初始剂量为每次 25 mg，一天 2 次；经 3～5 天逐渐增至每次 50 mg，一天 3 次；剂量很少超过一天200 mg的。

（五）制剂与规格

片剂：50 mg；100 mg。

十二、米氮平

（一）别名

米塔扎平，瑞美隆。

（二）作用与用途

米氮平为四环类抗抑郁药。该药是 α_2-肾上腺素和 5-HT 受体拮抗剂，可阻断突触前的 α_2-受体，强化去甲肾上腺素和 5-HT 的释放，对组胺 H_1 受体、外周 α_1-受体及胆碱能受体也有一定的阻滞作用。口服吸收快而完全，生物利用度约为 50％。约 2 小时达血药浓度峰值，血清蛋白结合率约为 85％。本药主要在肝脏代谢,主要经肾脏排泄。女性患者的血中半衰期(平均 37 小时)显著长于男性患者(平均 26 小时)。中度和重度肾功能不全时,本药的清除率分别下降 30% 和 50%。临床用于治疗抑郁症。

(三)注意事项

(1)不良反应:主要为嗜睡、食欲增加、体重增加、头晕、便秘及口干,少见意识错乱、焦虑、情绪不稳、兴奋、皮疹、水肿、呼吸困难、低血压、肌痛、感觉迟钝、疲乏、眩晕、噩梦、恶心、呕吐、腹泻、尿频。尚可诱发双相情感障碍者的躁狂发作、惊厥发作、震颤、肌痉挛、水肿、急性骨髓抑制及血清氨基转移酶升高。

(2)禁忌证:对本品过敏者禁用。肝功能不全者、肾功能不全者,传导阻滞、心绞痛及心肌梗死等心脏病患者,癫痫患者,粒细胞缺乏者,高胆固醇血症者,孕妇和哺乳期妇女不宜使用。

(3)应避免本药与地西泮及其他中枢抑制药联用,用药期间禁止饮酒。

(四)用法与用量

口服。成人每天 15 mg,逐渐加至有效剂量每天 15～45 mg,睡前服 1 次或早晚各 1 次。

(五)制剂与规格

片剂:15 mg、30 mg。避光干燥处(2～30 ℃)。

十三、噻奈普汀

(一)别名

达体郎。

(二)作用与用途

为三环类抗抑郁药,作用于 5-HT 系统,对心境紊乱有较好的作用。对躯体不适症状具有较显著作用,特别是对与焦虑和心境紊乱有关的胃肠道不适症状效果较明显。对乙醇依赖患者在戒断过程中出现的性格和行为异常有缓解作用。本药对睡眠和注意力、心血管系统没有影响,也无抗胆碱作用和药物成瘾性。口服吸收迅速且完全。口服 12.5 mg 后,0.79～1.80 小时可达血药浓度峰值。体内分布迅速,血浆蛋白结合率高达 94%。在肝脏代谢,主要以代谢产物形式从尿中排出。血中半衰期为 2.5 小时。长期用药的老年人及肾功能不全患者,半衰期延长 1 小时;对肝功能不全者未见不良影响。临床用于治疗各种抑郁症,如神经源性的反应性抑郁症、躯体(特别是胃肠道)不适的焦虑抑郁症及乙醇依赖患者在戒断过程中出现的焦虑抑郁状态等。

(三)注意事项

(1)不良反应:少见,通常有轻度上腹不适、腹痛、口干、厌食、恶心、呕吐、便秘、腹胀;心动过速、期前收缩、心前区疼痛;失眠、嗜睡、噩梦、无力、眩晕、头痛、晕厥、震颤、发热、面部潮红;呼吸困难、喉部堵塞感、咽部发痒;肌痛、腰痛。

(2)禁忌证:对本药过敏者、15 岁以下儿童禁用。不宜与 MAOI 类药物合用。心血管疾病患者、胃肠道疾病患者、严重肾功能不全者、老年患者、有三环类抗抑郁药过敏史者、孕妇慎用。用药期间不宜哺乳。

(3)手术前 24 小时或 48 小时需停服本药。不要突然停药,需 7～14 天逐渐减量。正服用 MAOI,需停药 2 周,才可服用本药;本来服用噻奈普汀改为 MAOI 类药物治疗的患者,只需停服噻奈普汀 24 小时。用药后不宜驾驶或操纵机器。

(四)用法与用量

口服。推荐剂量为一次 12.5 mg,一天 3 次,于早、中、晚餐前服用。肾功能不全者、老年人应减少剂量,最大剂量不超过一天 25 mg。

(五)制剂与规格

片剂:12.5 mg。低于 30 ℃保存。

第二节 抗 焦 虑 药

抗焦虑药是一大类主要用于减轻焦虑、紧张、恐惧、稳定情绪兼有镇静催眠作用的药物。这一类药发展很快,20 世纪以前仅有溴剂、水合氯醛。20 世纪初出现了巴比妥类,是 20 世纪 50 年代以前主要的镇静催眠、抗焦虑药。

1955 年,科学家成功研制了新药氯氮䓬。1960 年,第 1 种苯二氮䓬类(BDZ)抗焦虑药问世,在抗焦虑药发展史上具有划时代意义,迅速取代巴比妥类,成为当代抗焦虑首选药。1963 年后出现了地西泮系列产品,因其优良的药理学性能,被广泛用于包括精神科、神经科在内的临床各学科。

BDZ 的主要药理作用:①抗焦虑;②镇静催眠;③抗惊厥;④骨骼肌松弛。各种 BDZ 的药理作用基本相似,只有强弱之分,无本质差异。例如,地西泮的抗焦虑和肌松作用较强,氯硝西泮抗惊厥和镇静作用强,临床有不同用途。

BDZ 促进 GABA 中介的神经传导,因而其作用类似间接 γ-氨基丁酸受体激动剂。脑中有两种 BDZ 受体,BDZ(ω-1)和 BDZ(ω-1)。地西泮是它们的激动剂,具有抗焦虑、抗痉挛作用,杏仁核 BDZ 受体密度很高,提示可能是抗焦虑药重要作用部位。

目前 BDZ 仍是抗焦虑的首选药。一类新的非 BDZ 抗焦虑药(如丁螺环酮、坦度螺酮)于近年问世,其优点是镇静作用较轻,无滥用风险,但起效较慢。

一、劳拉西泮

(一)别名

氯羟安定,氯羟二氮䓬,氯羟去甲安定,罗拉。

(二)作用与用途

本药为中效的 BDZ 中枢神经抑制药,可引起中枢神经系统不同部位的抑制,随着用量的增加,可引起自轻度的镇静到催眠,甚至昏迷。本药口服吸收良好、迅速;肌内注射吸收迅速、完全。血药浓度达峰时间口服为 1~6 小时,肌内注射为 1~1.5 小时。本药在血浆中及脑中有效浓度可维持数小时,作用较地西泮持久。血药浓度达稳态时间为 2~3 天。本药易通过胎盘屏障,但胎儿的血药浓度并不更高。本药的血浆蛋白结合率约为 85%。经肝脏代谢,代谢产物无药理活性。血中半衰期为 10~18 小时。重复给药蓄积少。临床主要用于抗焦虑,包括伴有精神抑郁的焦虑,但不推荐用于原发性抑郁症;可用于镇静催眠、抗惊厥及癫痫持续状态、紧张性头痛;可用作麻醉前及内镜检查前的辅助用药;注射剂可用于癌症化疗时止吐。

(三)注意事项

(1)不良反应:可出现疲劳、共济失调、肌力减弱、恶心、胃不适、头痛、头晕、乏力、定向障碍、抑郁、食欲改变、睡眠障碍、激动、眼功能障碍及便秘等。偶见不安、精神紊乱、视物模糊等。有发生血管升压素分泌增多、性欲丧失(男性)的报道。长期用药可有巴比妥-乙醇样依赖性;骤然停药偶可产生惊厥。大剂量用药可出现无尿、皮疹、粒细胞减少。静脉注射可引起静脉炎、静脉血栓形成。

(2)禁忌证:对 BDZ 药物过敏者、重症肌无力患者、青光眼患者禁用。中枢神经系统处于抑制状态的急性酒精中毒者,有药物滥用或成瘾史者,癫痫患者,运动过多症患者,低蛋白血症患者,严重精神抑郁者,严重慢性阻塞性肺疾病患者,伴呼吸困难的重症肌无力患者,肝功能不全者、肾功能不全者,哺乳期妇女慎用。18 岁以下患者应避免肌内注射或静脉注射本药。除用于抗癫痫外,妊娠期间应避免使用本药。

(3)服药期间应避免驾车及操纵机器。

(4)停药应逐渐减量,骤然停药会出现戒断综合征。

(四)用法与用量

1.口服

抗焦虑:每次 1~2 mg,一天 2~3 次。镇静催眠:每次 2~4 mg,睡前服。

2.肌内注射

抗焦虑、镇静催眠:按体重 0.05 mg/kg,最大剂量为 4 mg。癫痫持续状态:1~4 mg。

3.静脉注射

注射速度应<2 mg/min。①癌症化疗止吐:2~4 mg,在化疗前 30 分钟注射;必要时重复注射,可与奋乃静合用。②癫痫持续状态:每次 0.05 mg/kg,最大剂量为 4 mg;如果癫痫持续发作或复发,10~15 分钟之后可按相同剂量重复注射;如再经 10~15 分钟后仍无效,须采用其他措施;12 小时内用量通常不超过 8 mg。

(五)制剂与规格

片剂:0.5 mg;1 mg;2 mg。注射液:1 mL:2 mg;1 mL:4 mg;2 mL:2 mg;2 mL:4 mg。

二、溴西泮

(一)别名

溴西泮,宁神定,溴安定,溴吡啶安定,溴吡三氮䓬,溴氮平,溴梦拉。

(二)作用与用途

本药是一种 BDZ 抗焦虑药,作用类似地西泮,但疗效较强。作用机制参见地西泮。口服吸收较快,1~4 小时达血药浓度峰值。生物利用度为 84%。药物在肝脏广泛代谢。给药量的 70%经肾脏由尿排泄,2%~6%经粪便排泄。母体的血中半衰期为 8~20 小时。重复用药蓄积少。临床主要用于抗焦虑,也可用于镇静、催眠。

(三)注意事项

(1)不良反应:大剂量用药时有嗜睡、乏力等。长期用药可致依赖。中毒症状及解救参见地西泮。

(2)禁忌证:对本药过敏者、闭角型青光眼患者、重症肌无力患者、哺乳期妇女禁用。中枢神经系统受抑制的急性酒精中毒者、昏迷或休克者、有药物滥用或成瘾史者、多动症患者、低蛋白血症患者、严重抑郁患者、严重慢性阻塞性肺气肿患者、肝功能不全者、肾功能不全者慎用。妊娠早期使用可增加致畸胎的危险;孕妇长期使用可产生依赖,使新生儿出现戒断症状;妊娠末数周用于催眠,可使新生儿中枢神经系统受抑制;分娩前或分娩时使用,可导致新生儿肌张力减弱。

(3)对本药耐受较差、清除较慢的患者应采用较低的起始剂量。

(4)本药应避免长期大量应用,停药前应缓慢减量。用药期间应避免驾驶、操作机械和高空作业等。

(四)用法与用量

口服。成人每次 1.5～3 mg,一天 2～3 次;可根据疗效和病情调整剂量,重症患者可用至一天18 mg,分次服。老年体弱者由一天 3 mg 开始,按需调整剂量。

(五)制剂与规格

片剂:1.5 mg;3 mg;6 mg。

三、丁螺环酮

(一)别名

丁螺旋酮,盐酸布螺酮,盐酸丁螺环酮。

(二)作用与用途

本药为氮杂螺环癸烷二酮化合物,是一种新型抗焦虑药。在脑中侧缝际区与 5-HT 受体高度结合,具有 $5-HT_{1A}$ 受体激动作用,抗焦虑作用可能与此有关。本药不具有抗惊厥及肌肉松弛作用,无明显地镇静作用与依赖性。本药与 BDZ 受体无亲和性,也不对 GABA 受体产生影响。经胃肠道吸收迅速、完全,40～90 分钟后血药浓度达峰值,有首过效应。本药的蛋白结合率高达 95%,但不会置换与蛋白结合的其他药物。经肝脏代谢,代谢产物有一定生物活性。肝、肾功能不全时可影响本药的代谢及清除率。血中半衰期为 2～3 小时。临床用于治疗广泛性焦虑症及其他焦虑障碍。

(三)注意事项

(1)不良反应:常见头晕、头痛、恶心、不安、烦躁,可见多汗、便秘、食欲缺乏,少见视物模糊、注意涣散、萎靡、口干、肌痛、肌痉挛、肌强直、耳鸣、胃部不适、疲乏、梦魇、多梦、失眠、激动、神经过敏、腹泻、兴奋,偶见心电图异常、血清 ALT 轻度升高,罕见胸痛、精神紊乱、抑郁、心动过速、肌无力、肌肉麻木。

(2)禁忌证:对本药过敏者、癫痫患者、重症肌无力患者、急性闭角型青光眼患者、严重肝肾功能不全者、孕妇、哺乳期妇女、儿童禁用。心功能不全者,轻至中度肝肾功能不全者,肺功能不全者慎用。

(3)本药显效时间为 2 周(少数患者可能更长),故达到最大剂量后应继续治疗 2～3 周。

(4)用药期间不宜驾驶车辆和操作机器。

(四)用法与用量

口服。成人每次 5～10 mg,一天 3 次;根据病情和耐受情况调整剂量,可每隔 2～3 天增加5～15 mg;常用剂量为一天 20～40 mg,最大剂量为一天 60 mg。

(五)制剂与规格

片剂:5 mg;10 mg。

四、坦度螺酮

(一)别名

枸橼酸坦度螺酮。

(二)作用与用途

本药为嘧啶哌嗪的氮杂螺酮衍生物,属 5-HT_{1A} 受体的部分激动剂,对 5-HT_{1A} 受体有高度亲和力,可激动海马锥体细胞突触后 5-HT_{1A} 受体和中缝核突触前 5-HT_{1A} 受体,从而产生抗焦虑效应。和 BDZ 相比,本药作用的靶点相对集中,抗焦虑作用的选择性更高,因而免除了 BDZ 的肌松、镇静、催眠作用和对认知、运动功能的损害。此外,本药亦可较强地抑制多巴胺能神经的兴奋作用。长期使用时,可使 5-HT_{1A} 受体下调,这可能与其抗抑郁作用有关。口服吸收良好,达峰时间为 0.8 小时。在肝脏代谢为 1-嘧啶-哌嗪,后者的血药浓度为本药的 2～8 倍。经肾排泄率为 70%,仅有 0.1% 以原形排出,约 20% 随粪便排出,血中半衰期为 1.2 小时,1-嘧啶-哌嗪的血中半衰期为 3～5 小时。临床用于多种神经症所致的焦虑状态,如广泛性焦虑障碍。亦用于原发性高血压、消化性溃疡等疾病伴发的焦虑状态。

(三)注意事项

(1)不良反应:少而轻。较常见心动过速、头痛、头晕、嗜睡、乏力、口干、食欲缺乏、出汗。

(2)禁忌证:对本药及 1-嘧啶-哌嗪过敏和有过敏史者禁用。对其他氮杂螺酮衍生物(如丁螺环酮、伊沙匹隆、吉哌隆)有过敏史者,器质性脑功能障碍患者,中度或重度呼吸功能衰竭患者,心功能不全患者,肝、肾功能不全患者慎用。

(3)本药一般不作为抗焦虑的首选药,如需使用不得随意长期应用。

(4)对病程较长(3 年以上),病情严重或对 BDZ 无效的难治性焦虑患者,本药可能也难以产生疗效。

(5)用药期间不得从事有危险性的机械性作业。

(四)用法与用量

口服。成人一次 10～20 mg,一天 3 次;可根据病情适当增减剂量,一天最大剂量 60 mg。老年人用药时应从小剂量开始。

(五)制剂与规格

片剂:10 mg。

第二章　消化科常用药

第一节　抗　酸　药

一、复方氢氧化铝

(一)别名

达胃宁,胃舒平。

(二)作用与特点

本品有抗酸、吸附、局部止血、保护溃疡面等作用,效力较弱、缓慢而持久。

(三)适应证

主要用于胃酸过多、胃及十二指肠溃疡、反流性食管炎及上消化道出血等。由于铝离子在肠内与磷酸盐结合成不溶解的磷酸铝自粪便排出,故尿毒症患者服用大剂量氢氧化铝后可减少磷酸盐的吸收,减轻酸血症。鸟粪石型尿结石患者服用本品,可因磷酸盐吸收减少而减缓结石的生长或防止其复发。也可用于治疗甲状旁腺功能减退症和肾病型骨软化症患者,以调节钙磷平衡。

(四)用法与用量

口服:每次 2～4 片,每天 3 次,饭前 30 分钟或胃痛发作时嚼碎后服。

(五)不良反应与注意事项

可致便秘。因本品能妨碍磷的吸收,故不宜长期大剂量使用。便秘者、肾功能不全者慎用。

(六)药物相互作用

本品含多价铝离子,可与四环素类形成络合物而影响其吸收,故不宜合用。

可通过多种机制干扰地高辛、华法林、双香豆素、奎宁、奎尼丁、氯丙嗪、普萘洛尔、吲哚美辛、异烟肼、维生素及巴比妥类的吸收或消除,使上述药物的疗效受到影响,应尽量避免同时使用。

(七)制剂与规格

片剂:每片含氢氧化铝 0.245 g、三硅酸镁 0.105 g、颠茄流浸膏 0.002 6 mL。

(八)医保类型及剂型

甲类:口服常释剂。

二、碳酸氢钠

(一)别名

重碳酸钠,酸式碳酸钠,重曹,小苏打。

(二)作用与特点

本药口服后能迅速中和胃中过剩的胃酸,减轻疼痛,但作用持续时间较短。口服易吸收,能碱化尿液,与某些磺胺药同服,可防止磺胺在尿中结晶析出。

(三)适应证

胃痛,苯巴比妥、阿司匹林等的中毒解救。代谢性酸血症、高钾血症及各种原因引起的伴有酸中毒症状的休克,早期脑栓塞以及严重哮喘持续状态经其他药物治疗无效者。真菌性阴道炎。

(四)用法与用量

口服:每次 0.5～2 g,每天 3 次,饭前服用。静脉滴注:5% 溶液,成人每次 100～200 mL,小儿5 mL/kg。4% 溶液阴道冲洗或坐浴:每晚 1 次,每次 500～1 000 mL,连用 7 天。

(五)不良反应与注意事项

可引起继发性胃酸分泌增加,长期大量服用可能引起碱血症。静脉滴注本品时,低钙血症患者可能产生阵发性抽搐,而对缺钾患者可能产生低钾血症的症状。严重胃溃疡患者慎用,充血性心力衰竭、水肿和肾衰竭的酸中毒患者,使用本品应慎重。

(六)药物相互作用

不宜与胃蛋白酶合剂,维生素 C 等酸性药物合用,不宜与重酒石酸间羟胺、庆大霉素、四环素、肾上腺素、多巴酚丁胺、苯妥英钠、钙盐等同瓶静脉滴注。

(七)制剂与规格

(1)片剂:每片 0.3 g,0.5 g。

(2)注射液:0.5 g/10 mL,12.5 g/250 mL。

(八)医保类型及剂型

甲类:口服常释剂。

三、硫糖铝

(一)别名

胃溃宁、素得。

(二)作用与特点

能与胃蛋白酶络合,抑制该酶分解蛋白质;并能与胃黏膜的蛋白质(主要为清蛋白及纤维蛋白)络合形成保护膜,覆盖溃疡面,阻止胃酸、胃蛋白酶和胆汁酸的渗透、侵蚀,从而利于黏膜再生和溃疡愈合。本品在溃疡区的沉积能诱导表皮生长因子积聚,促进溃疡愈合。同时本品还能刺激胃黏膜合成前列腺素,改善黏液质量,加速组织修复。服用本品后,仅 2%～5% 的硫酸二糖被吸收,并由尿排出。

(三)适应证

胃及十二指肠溃疡。

(四)用法与用量

口服:每次 1 g,每天 3～4 次,饭前 1 小时及睡前服用。

(五)不良反应与注意事项

主要为便秘。个别患者可出现口干、恶心、胃痛等。治疗收效后,应继续服药数月,以免复发。

(六)药物相互作用

不宜与多酶片合用,否则两者疗效均降低。与西咪替丁合用时可能使本品疗效降低。

(七)制剂与规格

(1)片剂:0.25 g,0.5 g。

(2)分散片:0.5 g。

(3)胶囊剂:0.25 g。

(4)悬胶剂:5 mL(含硫糖铝 1 g)。

(八)医保类型及剂型

乙类:口服常释剂、口服液体剂。

四、铝碳酸镁

(一)别名

铝碳酸镁。

(二)作用与特点

本品为抗酸药。抗酸作用迅速且作用温和,可避免 pH 过高引起的胃酸分泌加剧。作用持久是本品的另一特点。

(三)适应证

胃及十二指肠溃疡。

(四)用法与用量

一般每次 1 g,每天 3 次,饭后 1 小时服用。十二指肠壶腹部溃疡 6 周为 1 个疗程,胃溃疡 8 周为 1 个疗程。

(五)不良反应与注意事项

本品不良反应轻微,但有个别患者可能出现腹泻。

(六)药物相互作用

本品含有铝、镁等多价金属离子,与四环素类合用时应错开服药时间。

(七)制剂与规格

片剂:0.5 g。

(八)医保类型及剂型

乙类:口服常释剂。

五、奥美拉唑

(一)别名

洛赛克。

(二)作用与特点

本品高度选择性地抑制壁细胞中的 H^+-K^+-ATP 酶(质子泵),使胃酸分泌减少。其作用依赖于剂量。本品对乙酰胆碱或组胺受体均无影响。除了本品对酸分泌的作用之外,临床上未观察到明显的药效学作用。本品起效迅速,每天服1次即能可逆地控制胃酸分泌,持续约24小时。本品口服后3小时达血药浓度峰值。血浆蛋白结合率为95%,分布容积0.34~0.37 L/kg。本品主要由肝脏代谢后由尿及粪中排出。其血药浓度与胃酸抑制作用无明显相关性。每天服用1次即能可逆地控制胃酸分泌,持续约24小时。

(三)适应证

十二指肠溃疡、胃溃疡、反流性食管炎、卓-艾综合征(促胃液素瘤)。

(四)用法与用量

口服:每次20 mg,每天1次。十二指肠溃疡患者,能迅速缓解症状,大多数病例在2周内愈合。第1疗程未能完全愈合者,再治疗2周通常能愈合。①胃溃疡和反流性食管炎患者,能迅速缓解症状,多数病例在4周内愈合。第1个疗程后未完全愈合者,再治疗4周通常可愈合。对一般剂量无效者,改每天服用本品1次,40 mg,可能愈合。②卓-艾综合征:建议的初始剂量为60 mg,每天1次。剂量应个别调整。每天剂量超过80 mg时,应分2次服用。

(五)不良反应与注意事项

本品耐受性良好,罕见恶心、头痛、腹泻、便秘和肠胃胀气,少数出现皮疹。这些作用均较短暂且轻微,并与治疗无关。因酸分泌明显减少,理论上可增加肠道感染的危险。本品尚无已知的禁忌证。孕妇及儿童用药安全性未确立,本品能延长地西泮和苯妥英的消除。与经P450酶系代谢的其他药物如华法林,可能有相互作用。

(六)制剂与规格

胶囊剂:20 mg。

(七)医保类型及剂型

乙类:口服常释剂、注射剂。

六、泮托拉唑

(一)别名

潘妥洛克,泰美尼克。

(二)作用与特点

泮托拉唑是第3个能与H^+-K^+-ATP酶产生共价结合并发挥作用的质子泵

抑制药,它与奥美拉唑和兰索拉唑同属苯并咪唑的衍生物,与奥美拉唑和兰索拉唑相比,泮托拉唑与质子泵的结合选择性更高,而且更为稳定。泮托拉唑口服生物利用度为77%,达峰时间为2.5小时,$t_{1/2}$为0.9～1.9小时,但抑制胃酸的作用一旦出现,即使药物已经从循环中被清除以后,仍可维持较长时间。泮托拉唑无论单次、多次口服或静脉给药,药动学均呈剂量依赖性关系。

(三)适应证

本品主要用于胃及十二指肠溃疡、胃-食管反流性疾病、卓-艾综合征等。

(四)用法与用量

常用量每次40 mg,每天1次,早餐时间服用,不可嚼碎;个别对其他药物无反应的病例可每天服用2次。老年患者及肝功能受损者每天剂量不得超过40 mg。十二指肠溃疡疗程2周,必要时再服2周;胃溃疡及反流性食管炎疗程4周,必要时再服4周。总疗程不超过8周。

(五)不良反应与注意事项

偶可引起头痛和腹泻,极少引起恶心、上腹痛、腹胀、皮疹、瘙痒及头晕等。个别病例出现水肿、发热和一过性视力障碍。神经性消化不良等轻微胃肠疾病不建议使用本品;用药前必须排除胃与食管恶性病变。肝功能不良患者慎用;妊娠头3个月和哺乳期妇女禁用本品。

(六)制剂与规格

肠溶片:40 mg。

(七)医保类型及剂型

乙类:口服常释剂、注射剂。

七、法莫替丁

(一)作用与特点

本品拮抗胃黏膜壁细胞的组胺 H_2 受体而显示强大而持久的胃酸分泌抑制作用。本品的安全范围广,又无抗雄激素作用及抑制药物代谢的作用。本品的 H_2 受体拮抗作用比西咪替丁强10～148倍,对组胺刺激胃酸分泌的抑制作用比西咪替丁约强40倍,持续时间长3～15倍。能显著抑制应激所致大鼠胃黏膜中糖蛋白含量的减少。对大鼠实验性胃溃疡或十二指肠溃疡的发生,其抑制作用比西咪替丁强,连续给药能促进愈合,效力比西咪替丁强。对失血及给予组胺所致大鼠胃出血具有抑制作用。本品口服后2~3小时达血浓度峰值,口服及静脉给药$t_{1/2}$均约3小时。尿中仅见原形及其氧化物,口服时,后者占尿中总排量的5%~15%,静脉给药时占80%,人给药后24小时内原形药物的尿排泄率,口服时为35%~44%,静脉给药为88%~91%。

(二)适应证

口服用于胃溃疡、十二指肠溃疡、吻合口溃疡、反流性食管炎;口服或静脉注射用于上消化道出血(消化性溃疡、急性应激性溃疡、出血性胃炎所致)及卓-艾综合征。

(三)用法与用量

口服:每次20 mg,每天2次(早餐后、晚餐后或临睡前)。静脉注射或滴注:每次20 mg溶于生理盐水或葡萄糖注射液20 mL中缓慢静脉注射或滴注,每天2次,通常1周内起效,患者可口服时改口服。

(四)不良反应与注意事项

不良反应较少。最常见的有头痛、头晕、便秘和腹泻,发生率分别为4.7%、1.3%、1.2%、1.7%。偶见皮疹、荨麻疹(应停药)、白细胞减少、氨基转移酶升高等。罕见腹部胀满感、食欲缺乏及心率增加、血压上升、颜面潮红、月经不调等。本品慎用于有药物过敏史、肾衰竭或肝病患者。孕妇慎用。哺乳期妇女使用时应停止哺乳。对小儿的安全性尚未确立。本品应在排除恶性肿瘤后再行给药。

(五)制剂与规格

(1)片剂:10 mg,20 mg。

(2)注射剂:20 mg/2 mL。

(3)胶囊剂:20 mg。

(六)医保类型及剂型

乙类:口服常释剂、注射剂。

八、西咪替丁

(一)别名

甲氰咪胍。

(二)作用与特点

本品属组胺H_2受体拮抗剂的代表性药品,能抑制基础胃酸及各种刺激引起的胃酸分泌,并能减少胃蛋白酶的分泌。本品口服生物利用度约 70%,口服后吸收迅速,1.5 小时血药浓度达峰值,$t_{1/2}$ 约为 2 小时,小部分在肝脏氧化为亚砜化合物或 5-羟甲基化合物,50%~70% 以原形从尿中排出,可排出口服量的 80%~90%。

(三)适应证

适用于治疗十二指肠溃疡、胃溃疡、反流性食管炎、复发性溃疡病等;本品对皮肤瘙痒症也有一定疗效。

(四)用法与用量

口服:每次 200 mg,每天 3 次,睡前加用 400 mg;注射:用葡萄糖注射液或葡萄糖氯化钠注射液稀释后静脉滴注,每次 200~600 mg;或用上述溶液 20 mL 稀释后缓慢静脉注射,每次 200 mg,4~6 小时 1 次。每天剂量不宜超过 2 g。也可直接肌内注射。

(五)不良反应与注意事项

少数患者可能有轻度腹泻、眩晕、嗜睡、面部潮红、出汗等。停药后可恢复。极少数患者有白细胞减少或全血细胞减少等。少数肾功能不全或患有脑病的老年患者可有轻微精神障碍。少数患者可出现中毒性肝炎,转氨酶一过性升高,血肌酐轻度升高或蛋白尿等,一般停药后可恢复正常。肝、肾功能不全者慎用,应根据肌酐清除率指标调整给药剂量。肌酐清除率为 0~15 mL/min 者忌用。

(六)药物相互作用

本品为一种强效肝微粒体酶抑制药,可降低华法林、苯妥英钠、普萘洛尔、地西泮、茶碱、卡马西平、美托洛尔、地高辛、奎尼丁、咖啡因等药物在肝内的代谢,延迟这些药物的排泄,导致其血药浓度明显升高,合并用药时需减少上述药物的剂量。

(七)制剂与规格

(1)片剂:每片 200 mg。

(2)注射剂:每支 200 mg。

(八)医保类型及剂型

甲类:口服常释剂、注射剂

九、大黄碳酸氢钠

(一)作用与特点

有抗酸、健胃作用。

(二)适应证

用于胃酸过多、消化不良、食欲缺乏等。

(三)用法与用量

口服,每次 1～3 片,每天 3 次,饭前服。

(四)制剂与规格

片剂:每片含碳酸氢钠、大黄粉各 0.15 g,薄荷油适量。

(五)医保类型及剂型

甲类:口服常释剂。

十、碳酸钙

(一)别名

兰达。·

(二)作用与特点

本品为中和胃酸药,可中和或缓冲胃酸,作用缓和而持久,但对胃酸分泌无直接抑制作用,并可因提高胃酸 pH 而消除胃酸对壁细胞分泌的反馈性抑制。本品与胃酸作用产生二氧化碳与氯化钙,前者可引起嗳气,后者在碱性液中再形成碳酸钙、磷酸钙而引起便秘。本品在胃酸中转化为氯化钙,小肠吸收部分钙,由尿排泄,其中大部分由肾小管重吸收。本品口服后约 85% 转化为不溶性钙盐如磷酸钙、碳酸钙,由粪便排出。

(三)适应证

缓解由胃酸过多引起的上腹痛、反酸、胃部烧灼感和上腹不适。

(四)用法与用量

2～5 岁儿童(11～21.9 kg)每次 59.2 mg,6～11 岁儿童(22～43.9 kg)每次 118.4 mg,饭后1 小时或需要时口服 1 次,每天不超过 3 次,连续服用最大推荐剂量不超过 14 天。

(五)不良反应与注意事项

偶见嗳气、便秘。大剂量服用可发生高钙血症。心肾功能不全者慎用。长期大量服用本品应定期测血钙浓度。

(六)药物相互作用

与噻嗪类利尿药合用,可增加肾小管对钙的重吸收。慎与洋地黄类药物联合使用。

(七)制剂与规格

(1)混悬剂:11.84 g×148 mL。

(2)片剂:0.5 g。

十一、盐酸雷尼替丁

(一)别名

西斯塔,兰百幸,欧化达,善卫得。

(二)作用与特点

本品为一选择性的 H 受体拮抗剂,能有效地抑制组胺、五肽胃泌素及食物刺激后引起的胃酸分泌,降低胃酸和胃酶的活性,但对胃泌素的分泌无影响。作用比西咪替丁强 5～8 倍,对胃及十二指肠溃疡的疗效高,具有速效和长效的特点。本品口服生物利用度约 50%,$t_{1/2}$ 为 2～2.7 小时,静脉注射 1 mg/kg,瞬间血药浓度为 3 000 ng/mL,维持在 100 ng/mL 以上可达 4 小时。大部分以原形药物从肾排泄。

(三)适应证

临床上主要用于治疗十二指肠溃疡、良性溃疡病、术后溃疡、反流性食管炎及卓-艾综合征等。

(四)用法与用量

口服:每天 2 次,每次 150 mg,早晚饭时服。

(五)不良反应与注意事项

较轻,偶见头痛、皮疹和腹泻。个别患者有白细胞或血小板减少。有过敏史者禁用。除必要外,妊娠哺乳妇女不用本品。8 岁以下儿童禁用。肝、肾功能不全者慎用。对肝有一定毒性,个别患者转氨酶升高,但停药后即可恢复。

(六)药物相互作用

本品与普鲁卡因、N-乙酰普鲁卡因合用,可减慢后者从肾的清除速率。本品还能减少肝血流,使经肝代谢的普萘洛尔、利多卡因、美托洛尔的代谢减慢,作用增强。

(七)制剂与规格

(1)片剂:0.15 g。

(2)胶囊剂:0.15 g。

(八)医保类型及剂型

甲类:口服常释剂、注射剂。

十二、尼扎替定

(一)别名

爱希。

(二)作用与特点

本药是一种组胺 H_2 受体拮抗剂,和组胺竞争性地与组胺 H_2 受体相结合,可逆性地抑制其功能,特别是对胃壁细胞上的 H_2 受体,可显著抑制夜间胃酸分泌达 12 小时,亦显著抑制食物、咖啡因、倍他唑(氨乙吡唑)和五肽胃泌素刺激的胃酸分泌。口服后并不影响胃分泌液中胃蛋白酶的活性,但总的胃蛋白酶分泌量随胃液分泌量的减少相应的减少,此外可增加他唑刺激的内因子分泌,本药不影响基础胃泌素分泌。口服生物利用度为 70% 以上。口服 150 mg,0.5～3 小时后达到血药浓度峰值,为 700～1 800 $\mu g/L$,与血浆蛋白结合率约为 35%,$t_{1/2}\beta$ 为 1～2 小时。90% 以上口服剂量的尼扎替定在 12 小时内从尿中排出,其中约 60% 以原形排出。

(三)适应证

活动性十二指肠溃疡。胃食管反流性疾病,包括糜烂或溃疡性食管炎,缓解胃灼热症状。良性活动性胃溃疡。

(四)用法与用量

(1)活动性十二指肠溃疡及良性活动性胃溃疡:300 mg/d,分 1～2 次服用;维持治疗时 150 mg,每天 1 次。

(2)胃食管反流性疾病:150 mg,每天 2 次。中、重度肾功能损害者剂量酌减。

(五)不良反应与注意事项

可有头痛,腹痛,肌痛,无力,背痛,胸痛,感染和发热以及消化系统、神经系统、呼吸系统不良反应,偶有皮疹及瘙痒。罕见肝功能异常,贫血,血小板减少症及变态反应。开始治疗前应先排除恶性溃疡的可能性。对本品过敏者及对其他 H_2 受体拮抗剂有过敏史者禁用。

(六)药物相互作用

本药不抑制细胞色素 P 450 关联的药物代谢酶系统。与大剂量阿司匹林合用会增加水杨酸盐的血浓度。

(七)制剂与规格

胶囊剂:150 mg。

十三、雷贝拉唑钠

(一)别名

波利特。

(二)作用与特点

本品具有很强的 H^+-K^+-ATP 酶抑制作用,胃酸分泌抑制作用以及抗溃疡作用。健康成年男子在禁食情况下口服本剂 20 mg,3.6 小时后达血药浓度峰值 437 ng/mL,$t_{1/2}$ 为1.49 小时。

(三)适应证

胃溃疡、十二指肠溃疡、吻合口溃疡、反流性食管炎、卓-艾综合征。

(四)用法与用量

成人推荐剂量为每次 10～20 mg,每天 1 次。胃溃疡、吻合口溃疡、反流性食管炎的疗程一般以 8 周为限,十二指肠溃疡的疗程以 6 周为限。

(五)不良反应与注意事项

严重的不良反应有休克,血象异常,视力障碍。其他不良反应有过敏症,血液系统异常,肝功异常,循环系统、精神神经系统异常。此外有水肿,总胆固醇、中性脂肪、BUN 升高,蛋白尿。

(六)药物相互作用

与地高辛合用时,可升高其血中浓度。与含氢氧化铝凝胶、氢氧化镁的制酸剂同时或其后1小时服用,本药平均血药浓度和药时曲线下面积分别下降8%和6%。

(七)制剂与规格

薄膜衣片:10 mg,20 mg。

十四、枸橼酸铋钾

(一)别名

胶体次枸橼酸铋,德诺,丽珠得乐,得乐,可维加。

(二)作用与特点

本品在胃酸条件下,以极微沉淀覆盖在溃疡表面形成一层保护膜,从而隔绝了胃酸、酶及食物对溃疡黏膜的侵蚀,促进黏膜再生,使溃疡愈合。本品还有良好的抗幽门螺杆菌作用。因而本品具有明显的抗溃疡作用,给药后在胃底、胃窦部、十二指肠、空肠及回肠均有铋的吸收,其中以小肠吸收为多。血药浓度与给药剂量呈相关性,一般于给药后 4 周血药浓度达稳态。血浆浓度通常小于50 μg/L。分布主要聚集在肾脏(占吸收的 60%)。有关本品吸收后的代谢与排泄资料较少。一些铋剂中毒患者血与尿的排泄半衰期分别为4.5 天和 5.2 天,脑脊液中可达 13.9 天。

(三)适应证

适用于治疗胃溃疡、十二指肠壶腹部溃疡、多发溃疡及吻合口溃疡等多种消化性溃疡。

(四)用法与用量

480 mg/d,分 2~4 次服用。除特殊情况,疗程不得超过 2 个月。若需继续用药,在开始下1个疗程前 2 个月须禁服任何含铋制剂。

(五)不良反应与注意事项

主要表现为胃肠道症状,如恶心、呕吐、便秘和腹泻。偶见一些轻度变态反应。服药期间舌及大便可呈灰黑色。肾功能不全者禁用。

(六)药物相互作用

与四环素同时服用会影响四环素的吸收。不得与其他含铋制剂同服。不宜与制酸药及牛奶合用,因牛奶及制酸药可干扰其作用。

(七)制剂与规格

(1)片剂:120 mg。

（2）胶囊剂：120 mg。

（3）颗粒剂：每小包1.2 g（含本品300 mg）。

（八）医保类型及剂型

乙类：口服常释剂、颗粒剂。

十五、米索前列醇

（一）作用与特点

本品为最早进入临床的合成前列腺素 E_1 的衍生物。能抑制基础胃酸分泌和由组胺、五肽胃泌素、食物或咖啡所引起的胃酸分泌。有局部和全身两者相结合的作用，其局部作用是主要的。其抑制胃酸分泌的机制是由于直接抑制了壁细胞。本品还显示有细胞保护作用。本品口服吸收良好，由于本品口服后迅速代谢为有药理活性的游离酸，因而不能测定原药的血药浓度。本品分布以大肠、胃和小肠组织及血浆中最多。其游离酸在血浆 $t_{1/2}$ 为（20.6±0.9）分钟；本品主要经肾途径排泄，给药后24小时内，约80%从尿和粪便中排出，尿中的排泄量为粪便中的2倍。本品在临床应用中未观察到有药物相互作用。

（二）适应证

十二指肠溃疡和胃溃疡。

（三）用法与用量

口服：每次200 μg，在餐前或睡前服用，每天1次，4～8周为1个疗程。

（四）不良反应与注意事项

轻度而短暂地腹泻、恶心、头痛、眩晕和腹部不适；本品禁用于已知对前列腺素类药物过敏者及孕妇；如在服用时怀孕，应立即停药。脑血管或冠状动脉疾病的患者应慎用。

（五）制剂与规格

片剂：200 μg。

十六、替普瑞酮

（一）别名

戊四烯酮，施维舒，E0671。

（二）作用与特点

本品能促进胃黏膜及胃黏液层中主要的黏膜修复因子即高分子糖蛋白的合

成,提高黏液中的磷脂质浓度,提高黏膜的防御能力。本品还能防止胃黏膜病变时黏膜增殖区细胞增殖能力的下降。因此本品已证明对难治的溃疡也有良好效果,使已修复的黏膜壁显示正常迹象,也有防止复发的作用。本品不影响胃液分泌和运动等胃的生理功能,但对各种实验性溃疡(寒冷应激性、阿司匹林、利血平、乙酸、烧灼所致)已证明其均具有较强的抗溃疡作用。

(三)适应证

胃溃疡。

(四)用法与用量

口服:饭后 30 分钟以内口服,每次 50 mg,每天 3 次。

(五)不良反应与注意事项

偶见头痛、便秘、腹胀及肝转氨酶轻度上升、总胆固醇值升高、皮疹等,但停药后均迅速消失。妊娠期用药的安全性尚未确立,故孕妇应权衡利弊慎重用药。小儿用药的安全性也尚未确立。

(六)制剂与规格

(1)胶囊剂:50 mg。

(2)细粒剂:100 mg/g。

第二节　胃肠解痉药

胃肠解痉药又称抑制胃肠动力药,主要是一些抗胆碱药。其主要作用机制是减弱胃肠道的蠕动功能,松弛食管及胃肠道括约肌,从而减慢胃的排空和小肠转运,减弱胆囊收缩和降低胆囊压力,减弱结肠的蠕动,减慢结肠内容物的转运。

一、溴丙胺太林

(一)制剂

片剂:每片 15 mg。

(二)适应证

用于胃溃疡及十二指肠溃疡的辅助治疗,也用于胃炎、胰腺炎、胆汁排泄障碍、遗尿和多汗症。

（三）用法与用量

每次 15 mg，每天 3～4 次，饭前服，睡前 30 mg；治疗遗尿可于睡前口服 15～45 mg。

（四）注意事项

（1）不良反应主要有口干、视物模糊、尿潴留、便秘、头痛、心悸等，减量或停药后可消失。

（2）手术前和青光眼患者禁用，心脏病患者慎用。

二、溴甲阿托品

（一）制剂

片剂：每片 1 mg、2 mg。

（二）适应证

主要用于胃及十二指肠溃疡、胃炎、胃酸过多症、胃肠道痉挛等。

（三）用法与用量

口服：每次 1～2 mg，每天 4 次，饭后半小时及睡前半小时服用。必要时每天剂量可增至 12 mg。

（四）注意事项

青光眼及泌尿系统疾病患者忌用。

三、丁溴东莨菪碱

（一）制剂

注射剂：20 mg∶1 mL。胶囊剂∶10 mg。

（二）适应证

用于胃、十二指肠、结肠纤维内镜检查的术前准备，内镜逆行胰胆管造影和胃、十二指肠、结肠的气钡低张造影或计算机腹部体层扫描的术前准备，可有效地减少或抑制胃肠道蠕动。还可用于治疗各种病因引起的胃肠道痉挛、胆绞痛、肾绞痛或胃肠道蠕动亢进等。

（三）用法与用量

（1）口服：每次 10 mg，每天 3 次。

(2)肌内注射、静脉注射或溶于葡萄糖注射液、0.9%氯化钠注射液中静脉滴注:每次 20～40 mg,或每次 20 mg,间隔 20～30 分钟后再用 20 mg。静脉注射时速度不宜过快。

(四)注意事项

(1)青光眼、前列腺肥大所致排尿困难、严重心脏病、器质性幽门狭窄或麻痹性肠梗阻患者禁用。

(2)如出现过敏应及时停药。

(3)乳幼儿、小儿慎用。

四、辛戊胺

(一)制剂

复方辛戊胺注射液:每支 1 mL,内含异美汀氨基磺酸盐 0.06 g、辛戊胺氨基磺酸盐 0.08 g。复方辛戊胺滴剂:成分同复方辛戊胺注射液。

(二)适应证

用于消化道、泌尿道及其括约肌痉挛、偏头痛、呃逆以及泌尿道、胃肠道器械检查。用于溃疡病、胆囊炎、胆石症等引起的腹痛。

(三)用法与用量

每次肌内注射本品与异美汀的复方注射液 1～2 mL,或口服复方滴剂 25～40 滴,每天 3～4 次。

(四)注意事项

偶有恶心、神经过敏、头痛等不良反应,注射可引起血压升高,不宜用于高血压患者。

第三章 心血管科常用药

第一节 降血压药

一、雷米普利

(一)剂型规格

片剂:1.25 mg、2.5 mg、5 mg、10 mg。

(二)适应证

(1)用于原发性高血压,可单用或与其他降压药合用。

(2)用于充血性心力衰竭,可单用或与强心药、利尿药合用。

(3)急性心肌梗死(2~9 天)后出现的轻至中度心力衰竭(NYHA Ⅱ 和 NYHA Ⅲ)。

(三)用法与用量

1.成人常规剂量

口服给药。①原发性高血压:开始剂量为每次 2.5 mg,一天 1 次晨服。根据患者的反应,如有必要在间隔至少 3 周后将剂量增至一天 5 mg。维持量为一天 2.5~5 mg,最大用量为 20 mg。如本药5 mg的降压效果不理想,应考虑合用利尿药等。②充血性心力衰竭:开始剂量为每次1.25 mg,一天 1 次,根据需要 1~2 周后剂量加倍,一天 1 次或分 2 次给药。一天最大用量不超过 10 mg。③急性心肌梗死后(2~9 天)轻到中度心力衰竭患者:剂量调整只能在住院的情况下对血流动力学稳定的患者进行。必须非常严密监测合并应用抗高血压药的患者,以免血压过度降低。起始剂量常为每次2.5 mg,早晚各 1 次。如果该起始剂量患者不能耐受(如血压过低),应采用每次 1.25 mg,早晚各 1 次。随后根据患者的情况,间隔 1～2 天剂量可加倍,至最大日剂量 10 mg,早晚各 1 次。本药应在心肌梗死后 2～9 天内服用,建议用药时间至少15 个月。

2.肾功能不全时剂量

开始剂量为一天 1.25 mg,最大日剂量为 5 mg。

3.肝功能不全时剂量

肝功能不全者对本药的反应可能升高或降低,在治疗初始阶段应密切监护。一天最大用量为2.5 mg。

4.老年人剂量

老年患者(>65 岁)应考虑采用低起始剂量(1 天 1.25 mg),并根据血压控制的需要仔细调整用量。

5.其他疾病时剂量

有血压大幅度降低危险的患者(如冠状血管或者脑血供血管狭窄者)应考虑采用低起始剂量(1 天 1.25 mg)。

(四)注意事项

1.禁忌证

(1)对本药或其他 ACEI 过敏者。

(2)血管神经性水肿,包括:①使用其他 ACEI 曾引起血管神经性水肿。②遗传性血管性水肿。③特发性血管性水肿。

(3)孕妇。

(4)哺乳期妇女。

(5)孤立肾、移植肾、双侧肾动脉狭窄而肾功能减退者。

(6)原发性醛固酮增多症患者。

(7)血流动力学相关的左心室流入流出障碍(如主动脉或二尖瓣狭窄)或肥厚型心肌病患者。

(8)急性心肌梗死后出现轻至中度心力衰竭,伴有以下情况时禁用本药:①持续的低血压[收缩压低于 12.0 kPa(90 mmHg)]。②直立性低血压[坐位 1 分钟后收缩压降低≥2.7 kPa(20 mmHg)]。③严重心力衰竭(NYHAⅣ)。④不稳定性心绞痛。⑤威胁生命的室性心律失常。⑥肺源性心脏病。

(9)因缺乏治疗经验,本药还禁用于下列情况:①正接受甾体、非甾体抗炎药物,免疫调节剂和/或细胞毒化合物治疗的肾病患者。②透析患者。③原发性肝脏疾病或肝功能损害患者。④未经治疗的、失代偿性心力衰竭患者。⑤儿童。

2.慎用

(1)多种原因引起的粒细胞减少(如中性粒细胞减少症、发热性疾病、骨髓抑制、使用免疫抑制药治疗、自身免疫性疾病如胶原性血管病、系统性红斑狼疮等引起者)。

(2)高钾血症。

(3)脑或冠状动脉供血不足(血压降低可加重缺血,血压如大幅度下降可引起心肌梗死或脑血管意外)。

(4)肾功能障碍(可致血钾增高、白细胞减少,并使本药潴留)。

(5)严重心力衰竭或血容量不足。

(6)肝功能不全。

(7)严格饮食限制钠盐或进行透析治疗者(首剂可能出现突然而严重的低血压)。

(8)主动脉瓣狭窄或肥厚性心肌病。

(9)缺钠的患者(应用本药可能突然出现严重低血压与肾功能恶化)。

(10)外科手术/麻醉。

3.药物对儿童的影响

未对本药进行儿童用药的研究,故本药禁用于儿童患者。

4.药物对老年人的影响

老年患者(>65岁)对 ACEI 的反应较年轻人明显,同时使用利尿药、有充血性心力衰竭或肝肾功能不全的老年患者,应慎用本药。

5.药物对妊娠的影响

孕妇(尤其是妊娠中晚期)可能导致胎儿损伤甚至死亡,故孕妇禁用本药。美国食品药品监督管理局(FDA)对本药的妊娠安全性分级为 C 级(妊娠早期)和 D 级(妊娠中晚期)。

6.药物对哺乳的影响

本药可通过乳汁分泌,哺乳期妇女禁用。

7.用药前后及用药时应当检查或监测

(1)建议短期内检查血清电解质、肌酸酐浓度和血常规(尤其是白细胞计数),尤其是在治疗开始时,以及处于危险中的患者(肾功能损害和结缔组织疾病患者),或者使用其他可能引起血常规变化的药物治疗的患者(如免疫抑制药、细胞抑制药、别嘌醇、普鲁卡因胺)。肾功能障碍或白细胞缺乏者,在最初 3 个月内应每 2 周检查白细胞计数及分类计数 1 次,此后定期检查。用药期间,如有发热、淋巴结肿大和/或咽喉疼痛症状,应立即检查白细胞计数。

(2)尿蛋白检查,每月1次。

(3)用药前和用药期间,应定期检查肝功。

(4)在较高肾素-血管紧张素系统活性患者,由于 ACE 的抑制,存在突然明显血压下降和肾功能损害的危险。在这种情况下,如果第一次使用本药或者增加剂量,应严密监测血压,直到预期不会出现进一步的急性血压下降。

(五)不良反应

在使用本药或其他 ACEI 治疗期间,可能发生下列不良反应。

1.心血管系统

当本药和/或利尿药增量时,偶可见血压过度降低(低血压、直立性低血压),表现为头晕、注意力丧失、出汗、虚弱、视觉障碍等症状,尤其是在使用本药治疗的初始阶段和伴有盐和/或体液流失的患者(如已采用利尿治疗)、心力衰竭患者(尤其是急性心肌梗死后)和严重高血压患者;罕见晕厥。可能与血压明显下降相关的不良反应还有心动过速、心悸、心绞痛、心肌梗死、短暂性脑缺血(TIA)发作、缺血性脑卒中。可能出现心律失常或心律失常加重。血管狭窄引起的循环紊乱可以加重。还可能出现血管炎。

2.泌尿生殖系统

偶见肾损害或肾损害加重,个别病例可出现急性肾衰竭。罕见蛋白尿及蛋白尿伴肾功能恶化。有肾血管疾病(如肾动脉狭窄)、肾移植或伴有心力衰竭的患者容易出现这种情况。原来有蛋白尿的患者尿蛋白可能增加,但糖尿病肾病患者蛋白的排泄也可能减少。本药也有出现阳痿和性欲降低的报道。

3.代谢/内分泌系统

偶见血钠降低及血钾升高,后者主要发生在肾功能不全者或使用保钾利尿药的患者。在糖尿病患者可观察到血钾浓度的升高。本药极少引起男子乳腺发育。

4.呼吸系统

可出现刺激性干咳,夜间和平卧时加重,在妇女和非吸烟者中更常见。少见支气管痉挛、呼吸困难、支气管炎、鼻窦炎或鼻炎、血管神经性水肿所致喉、咽和/或舌水肿(黑种人 ACEI 治疗期间血管水肿的发生率较非黑种人高)。还可能出现支气管痉挛(特别是刺激性咳嗽的患者)。

5.消化系统

可见胃痛、恶心、呕吐、上腹部不适(某些病例胰酶升高)和消化功能紊乱。

少见呕吐,腹泻,便秘,食欲丧失,口腔黏膜、舌或消化道炎症,口腔发干,口渴,肝功能异常(包括急性肝功能不全)、肝炎、胰腺炎和肠梗阻(不全梗阻)。罕见致命性肝坏死。如果出现黄疸或显著的肝功能升高,必须停药并进行监护治疗。

6.皮肤

可见皮疹(个别病例为斑丘疹或苔癣样疹或黏膜疹)、风疹、瘙痒症,或者累及唇、面部和/或肢体的血管神经性水肿,此时需停药。也可能发生较轻微的非血管神经性的水肿,如踝关节周围水肿。少见多形性红斑、Stevens-Johnson 综合征或者中毒性表皮坏死溶解。罕见天疱疮、银屑病恶化、银屑病样或天疱疮样皮肤或者黏膜病损、皮肤对光过敏、颜面潮红、脱发、甲癣及加重或诱发雷诺现象。某些皮肤反应可能伴有发热、肌肉痉挛、肌痛、关节痛、关节炎、血管炎、嗜酸粒细胞增多和/或抗核抗体滴度增加。如发生严重的皮肤反应则应立即停药。

7.精神神经系统

少见头痛和疲劳,罕见困倦和嗜睡、抑郁、睡眠障碍、性欲减退、感觉异常、平衡失调、意识模糊、焦虑、神经质、疲乏、颤抖、听力障碍(如耳鸣)、视物模糊和味觉紊乱或者短暂丧失。

8.血液

可出现红细胞计数和血红蛋白浓度或血小板计数偶有下降,尤其在肾功能损害,结缔组织病或同时服用别嘌醇、普鲁卡因胺或一些抑制免疫反应的药物的患者。罕见贫血、血小板减少、中性粒细胞减少、嗜酸性粒细胞增多,个别患者出现粒细胞减少症或全血细胞减少(可能为骨髓抑制所致)、葡萄糖-6-磷酸脱氢酶缺乏症(G-6-PD)缺乏相关的溶血及溶血性贫血。

9.其他

尚未发现本药有致突变或致癌作用。

(六)药物相互作用

1.药物-药物相互作用

(1)与其他降压药合用时降压作用加强。其中,与引起肾素释放或影响交感活性的药物同用,较两者的相加作用大;与β受体阻滞药合用,较两者的相加作用小。

(2)与催眠药、镇静药、麻醉药合用血压明显下降。

(3)与其他扩血管药合用可能导致低血压,如合用,应从小剂量开始。

(4)与钾盐或保钾利尿药(如螺内酯、氨苯蝶啶、阿米洛利)合用可能引起血钾过高,合用时须严密监测血钾浓度。

(5)本药能增强口服降糖药(如磺胺类及双胍类)和胰岛素的降糖效果,应注意有可能引起血糖过度降低。

(6)与锂盐合用可降低锂盐的排泄,由此增强锂的心脏和神经毒性,故应密切监测血锂浓度。

(7)非甾体抗炎药物、镇痛药(如吲哚美辛、阿司匹林):可能减弱本药的降压效果,还可能增加肾功能损害和血清钾浓度升高的危险。

(8)麻黄含麻黄碱和伪麻黄碱,可降低抗高血压药的疗效。使用本药治疗的高血压患者应避免使用含麻黄的制剂。

(9)本药与地高辛、醋硝香豆素无明显相互作用。

(10)氯化钠可减弱本药的降压作用和缓解心力衰竭症状的效果。

(11)拟交感类血管升压药(如肾上腺素):可能减弱本药的降压效果(推荐严密监测血压)。

(12)与别嘌醇、普鲁卡因胺、细胞生长抑制药、免疫抑制药(如硫唑嘌呤)、有全身作用的皮质醇类和其他能引起血常规变化的药物合用,增加血液学反应的可能性,尤其血液白细胞计数下降,白细胞减少。

(13)与环孢素合用可使肾功能下降。

(14)与别嘌醇合用可引起超敏反应。

(15)与肝素合用,可能升高血清钾浓度。

(16)服用本药同时使用昆虫毒素脱敏治疗,存在严重过敏样反应的危险(如威胁生命的休克)。

2.药物-乙醇-尼古丁相互作用

乙醇可提高本药的降压能力,本药可加强乙醇的效应。

3.药物-食物相互作用

从饮食中摄取过量的盐可能会减弱本药的降压效果。

二、缬沙坦

(一)剂型规格

胶囊:40 mg、80 mg、160 mg。

(二)适应证

用于治疗各类轻至中度高血压,尤其适用于对 ACEI 不耐受的患者。可单独或与其他抗高血压药物(如利尿药)联合应用。

(三)用法与用量

1.成人常规剂量

口服给药:推荐剂量为每次 80 mg,一天 1 次,可以在进餐时或空腹服用,建议每天在同一时间用药(如早晨)。降压作用通常在服药 2 周内出现,4 周时达到最大疗效。对血压控制不满意的患者,2～4 周后可增至每次 160 mg,一天 1 次,也可加用利尿药。维持量为每次 80～160 mg,一天 1 次。

2.肾功能不全时剂量

轻至中度肾功能不全患者无须调整剂量。

3.肝功能不全时剂量

非胆管源性及胆汁淤积性肝功能不全患者无须调整剂量。轻至中度肝功能不全患者本药剂量不应超过一天 80 mg。

4.老年人剂量

老年患者不需调整给药剂量。

(四)注意事项

(1)禁忌证:①对本药或其他血管紧张素受体拮抗药过敏者。②孕妇。③对严重肾衰竭(肌酐清除率＜10 mL/min)患者(尚无用药经验)。

(2)慎用:①肝、肾功能不全者。②单侧或双侧肾动脉狭窄者。③低血钠或血容量者。④胆汁淤积或胆管阻塞者。⑤主动脉瓣或左房室瓣狭窄患者。⑥血管神经性水肿患者。⑦冠状动脉疾病患者。⑧肥厚型心肌病患者。⑨需要全身麻醉的外科手术患者。

(3)药物对儿童的影响:本药在小儿中的用药安全性和疗效尚不明确。尚无儿童用药的经验。

(4)药物对老年人的影响:尽管本药对老年人的全身性影响多于年轻人,但并无任何临床意义。

(5)药物对妊娠的影响:动物试验本药可致胎仔发育损害和死亡。尽管目前尚无人类用药经验,鉴于 ACEI 的作用机制,不能排除对胎儿的危害:胎儿从妊娠中期开始出现肾灌注,后者依赖于肾素-血管紧张素-醛固酮系统(RAAS)的发育,妊娠中、晚期应用本药,风险增高。因此,同任何直接作用于 RAAS 的药物一样,本药不能用于孕妇。美国食品药品监督管理局(FDA)对本药的妊娠安全性分级为 C 级(妊娠早期)和 D 级(妊娠中、晚期)。

(6)药物对哺乳的影响:动物试验本药可经乳汁排泌,但尚不明确在人体是否如此,故哺乳期妇女不宜用药。

(7)用药前后及用药时应当检查或监测血压、肾功能。

(五)不良反应

患者对本药耐受良好,不良反应较少且短暂、轻微,一般不需中断治疗。与 ACEI 比较,本药很少引起咳嗽。

(1)发生率大于 1% 的不良反应:头痛、头晕、病毒感染、上呼吸道感染、疲乏、眩晕、腹泻、腹痛、恶心、关节痛等。

(2)发生率小于 1% 的不良反应:水肿、虚弱无力、失眠、皮疹、性欲减退,尚不知这些反应是否与本药治疗有因果关系。

(3)罕见血管神经性水肿、皮疹、瘙痒及其他超敏反应(如血清病、血管炎等过敏性反应)。

(4)实验室检查发现,极个别患者发生血红蛋白和血细胞比容降低、中性粒细胞减少,偶见血清肌酐、血钾、总胆素和肝功能指标升高。

(5)尚未观察到本药有致突变、致畸或致癌作用。

在临床试验中,极少数患者可出现关节炎、乏力、肌肉痛性痉挛、肌肉痛。

(6)其他:少数患者可导致病毒感染。

(六)药物相互作用

(1)与利尿药合用可增强降压作用。

(2)与保钾利尿药(如螺内酯、氨苯蝶啶、阿米洛利)、补钾药或含钾盐代用品合用时,可使血钾升高。

(3)本药可增加锂剂的毒性反应,可能是增加锂剂在肾脏近曲小管的重吸收所致。

(4)麻黄含有麻黄碱和伪麻黄碱,可降低抗高血压药的疗效。使用本药治疗的高血压患者应避免使用含麻黄的制剂。

(5)尽管本药有较高血浆蛋白结合率,但体外实验表明,本药与其他血浆蛋白结合率高的药物(如双氯芬酸、呋塞米和华法林)之间无血浆蛋白结合方面的相互作用。

(6)与地高辛、西咪替丁、阿替洛尔、氨氯地平、吲哚美辛、氢氯噻嗪、格列本脲等联合用药时,未发现有临床意义的相互作用。

(7)由于本药基本不被代谢,所以它与细胞色素 P450 酶系统的诱导剂或抑制药通常不会发生有临床意义的相互作用。

第二节 硝酸酯类药

硝酸酯类药是临床上应用的最古老的心血管药物之一,问世100多年以来广泛应用于临床。1867年,英国爱丁堡的一名医师Lauder Brunton发现亚硝酸戊酯有扩张小血管的作用,建议用于抗心肌缺血治疗。1879年William Murrell首次将硝酸甘油用于缓解心绞痛发作,并首先在 *Lancet* 上发表了硝酸酯类药缓解心绞痛的文章,这一年也因此被确立为硝酸酯的首次临床应用年,迄今已有130多年的历史。随着时间的推移,人们对硝酸酯类药的作用机制不断有了新的认识,如扩张冠状动脉血管的作用、扩张静脉血管的作用和抑制血小板聚集作用。近年来随着内皮源性舒张因子(EDRF)的研究进展,一氧化氮(NO)的形成在硝酸酯类作用机制中的地位日益受到重视,从而使硝酸酯成为与其他抗心绞痛药有不同作用机制的一类药物。

随着对其作用机制的逐步认识,硝酸酯类药物的临床应用也越来越广泛。最初仅用于心绞痛的防治,后来扩大到心力衰竭和高血压的治疗。现在临床上硝酸酯类药主要应用于:心肌缺血综合征——心绞痛、冠状动脉痉挛、无痛性心肌缺血、急性心肌梗死等;充血性心力衰竭——急性或慢性;高血压——高血压急症,围术期高血压,老年收缩期高血压等。迄今为止,硝酸酯类药仍是治疗冠心病中应用最广泛,疗效最可靠的一线药物。

硝酸酯类药的常用剂型包括口服剂、舌下含化剂、吸入剂、静脉注射剂、经皮贴膜及贴膏等。目前国内外仍不断有新的不同的硝酸酯剂型的研制,硝酸酯在临床的应用仍大有前途。

目前将NO和不含酯键的硝普钠称为无机硝酸盐,而将含有酯键的硝酸酯类药称为有机硝酸盐。

一、硝酸酯的作用机制

(一)血管扩张作用

硝酸酯能扩张心外膜狭窄的冠状动脉和侧支循环血管,使冠脉血流重新分布,增加缺血区域尤其是心内膜下的血流供应。在临床常用剂量范围内,不引起微动脉扩张,可避免"冠脉窃血"现象的发生。同时硝酸酯能降低肺静脉压力和肺毛细血管楔压,增加左心衰竭患者的每搏输出量和心排血量,改善心功能。

不同剂量的硝酸酯类药作用于血管可产生不同的效应。

1.小剂量

扩张容量血管(静脉),使静脉回流减少,左心室舒张末压(LVEDP)下降。

2.中等剂量

扩张传输动脉(如心外膜下的冠状动脉)。

3.大剂量

扩张阻力小动脉,可降低血压。

(二)血管受体作用

硝酸酯是非内皮依赖性的血管扩张剂,无论内皮细胞功能是否正常,均可发挥明确的血管平滑肌舒张效应。因此,"硝酸酯受体"可能位于平滑肌细胞而不是在内皮细胞。硝酸酯进入血液循环后,通过特异性的代谢酶转化为活性的NO,与血管平滑肌细胞膜上NO受体结合后,激活细胞内鸟苷酸环化酶(sGC),使环磷酸鸟苷(cGMP)浓度增加,Ca^{2+}水平下降,引起血管平滑肌舒张。

(三)降低心肌氧耗量

硝酸酯扩张静脉血管,使血液贮存于外周静脉血管床,从而减少回心血量,降低心脏前负荷和室壁张力;扩张外周阻力小动脉,使动脉血压和心脏后负荷下降,从而降低心肌氧耗量。

(四)抗血小板作用

硝酸酯具有抗血小板聚集、抗栓、抗增殖、改善冠脉内皮功能和主动脉顺应性、降低主动脉收缩压等机制,亦可能在硝酸酯的抗缺血和改善心功能等作用中发挥协同效应。

新近研究表明,以治疗剂量静脉滴注硝酸甘油可在健康志愿者、不稳定性心绞痛及急性心肌梗死中抑制血小板聚集,但临床并未能证实其改善了心肌梗死患者的预后,说明硝酸酯这种抗血栓的作用临床意义十分有限。除静脉滴注给药途径外,硝酸甘油贴片亦可有效抑制血小板聚集,但口服硝酸甘油给药途径未能证实有抑制血小板聚集的作用。

二、硝酸酯类药的分类与特点

(一)硝酸酯的生物利用度和半衰期

不同的硝酸酯剂型有不同的特点,因区别很大必须区别对待。作为一类药物,硝酸酯可以从黏膜、皮肤和胃肠道吸收。其基本剂型硝酸甘油的药代动力学特点很独特,半衰期仅有几分钟,可迅速从血液中消失,大部分在肝脏外转化为更长效的活性二硝基硝酸酯——二硝基异山梨醇酯。但是后者必须首先在肝脏转化为单硝基硝酸酯,其半衰期变为 4～6 小时并最终经肾脏排泄。因此单硝基硝酸酯制剂没有肝脏首过效应,生物利用度完全,目前被临床广泛应用。

(二)硝酸酯的分类与药代动力学特点

1.硝酸甘油

硝酸甘油经皮肤和口腔黏膜吸收,较少从消化道吸收。有舌下含片、静脉、口腔喷剂和透皮贴片等多种剂型。口服硝酸甘油,药物在肝脏内迅速代谢("首关效应"),生物利用度极低,约为 10%,因此口服硝酸甘油无效。舌下含服该药吸收迅速完全,生物利用度可达 80%,2～3 分钟起效,5 分钟达最大效应,作用持续 20～30 分钟,半衰期仅数分钟。硝酸甘油在肝脏迅速代谢为几乎无活性的两个中间产物 1,2-二硝酸甘油和 1,3-二硝酸甘油经肾脏排出,血液透析清除率低。

硝酸甘油含片性质不稳定,有效期约 3 个月,需避光保存于密闭的棕色小玻璃瓶中,每 3 个月更换一瓶新药。如舌下黏膜明显干燥需用水或盐水湿润,否则含化无效。含服时应尽可能取坐位,以免加重低血压反应。对心绞痛发作频繁者,应在大便或用力劳动前 5～10 分钟预防性含服。

硝酸甘油注射液须用 5% 的葡萄糖注射液或生理盐水稀释混匀后静脉滴注,不得直接静脉注射,且不能与其他药物混合。由于普通的聚氯乙烯输液器可大量吸附硝酸甘油溶液,使药物浓度损失达 40%～50%,因而需适当增大药物剂量以达到其血药浓度,或选用玻璃瓶及其他非吸附型的特殊输液器,静脉给药时须同时尽量避光。静脉滴注硝酸甘油起效迅速,清除代谢快,剂量易于控制和调整,加之直接进入血液循环,避免了肝脏首关清除效应等优点,因此在急性心肌缺血发作,急性心力衰竭和肺水肿等治疗中占据重要地位,但大量或连续使用可导致耐药,因而需小剂量、间断给药。长期使用后需停药时,应逐渐减量,以免发生反跳性心绞痛等。因药物过量而导致低血压时,应抬高双下肢,增加静脉回流,必要时可补充血容量及加用升高血压药物。

硝酸甘油贴膏是将硝酸甘油储在容器或膜片中经皮肤吸收向血中释放,给药 60～90 分钟达最大血药浓度,有效血药浓度可持续 2～24 小时或更长。尽管贴膏中硝酸甘油含量不一样,但 24 小时内释放的硝酸甘油量取决于贴膏覆盖的面积而不是硝酸甘油的含量。无论其含量如何,在 24 小时内所释放的硝酸甘油总量是 0.5 mg/cm^2。

硝酸甘油喷雾剂释放量为每次 0.4 mg,每瓶含 200 次用量。

2.硝酸异山梨酯

硝酸异山梨酯的常用剂型包括口服平片、缓释片,舌下含片以及静脉制剂等。口服吸收完全,肝脏的首关清除效应明显,生物利用度为 $20\%\sim25\%$,平片 $15\sim40$ 分钟起效,作用持续 $2\sim6$ 小时;缓释片约 60 分钟起效,作用可持续 12 小时。舌下含服生物利用度约 60%,$2\sim5$ 分钟起效,15 分钟达最大效应,作用持续 $1\sim2$ 小时。硝酸异山梨酯母药分子的半衰期约 1 小时,活性弱,主要的药理学作用源于肝脏的活性代谢产物 5-单硝酸异山梨酯,半衰期 $4\sim5$ 小时,而另一个代谢产物 2-单硝酸异山梨酯几乎无临床意义。代谢产物经肾排出,不能经血液透析清除。其静脉注射、舌下含服和口服的半衰期分别为 20 分钟、1 小时和 4 小时。

3. 5-单硝基异山梨醇酯

5-单硝酸异山梨酯是晚近研制的新一代硝酸酯药物,临床剂型有口服平片和缓释片,在胃肠道吸收完全,无肝脏首关清除效应,生物利用度近乎 100%。母药无须经肝脏代谢,直接发挥药理学作用,平片 $30\sim60$ 分钟起效,作用持续 $3\sim6$ 小时,缓释片 $60\sim90$ 分钟起效,作用可持续约 12 小时,半衰期为 $4\sim5$ 小时。在肝脏经脱硝基为无活性产物,主要经肾脏排出,其次为胆汁排泄。肝病患者无药物蓄积现象,肾功能受损对本药清除亦无影响,可由血液透析清除。

由于 5-单硝酸异山梨酯口服无肝脏首关清除效应,静脉滴注的起效、达峰和达稳态的时间亦与同等剂量的口服片相似,因此 5-单硝酸异山梨酯静脉剂型缺乏临床应用前景,欧美国家亦无该剂型用于临床。

三、硝酸酯的应用范围与选用原则

(一)冠状动脉粥样硬化性心脏病

1.急性冠状动脉综合征

硝酸酯在急性 ST 段抬高型、非 ST 段抬高型心肌梗死以及不稳定性心绞痛中的使用方法相似。对无禁忌证者应立即舌下含服硝酸甘油 $0.3\sim0.6$ mg,每 5 分钟重复 1 次,总量不超过 1.5 mg,同时评估静脉用药的必要性。在最初 $24\sim48$ 小时内,进行性缺血、高血压和肺水肿可静脉滴注硝酸甘油,非吸附性输液器起始剂量 $5\sim10$ $\mu g/min$(普通聚氯乙烯输液器 25 $\mu g/min$),每 $3\sim5$ 分钟以 $5\sim10$ $\mu g/min$ 递增剂量,剂量上限一般不超过 200 $\mu g/min$。剂量调整主要依据缺血症状和体征的改善以及是否达到血压效应。缺血症状或体征一旦减轻,则无

须增加剂量,否则逐渐递增剂量至血压效应,既往血压正常者收缩压不应降至
14.7 kPa(110 mmHg)以下,基础为高血压者,平均动脉压的下降幅度不应超过
25%。连续静脉滴注 24 小时,即可产生耐药,临床若需长时间用药,应小剂量间
断给药,缺血一旦缓解,即应逐渐减量,并向口服药过渡。在应用硝酸酯抗缺血
治疗的同时,应尽可能加用改善预后的 β 受体阻滞剂和/或 ACEI。当出现血压
下降等限制上述药物合用的情况时,应首先减停硝酸酯,为 β 受体阻滞剂或
ACEI 的使用提供空间。

在溶栓未成为急性心肌梗死常规治疗前的 10 个随机临床试验结果显示,硝
酸酯可使急性心肌梗死病死率降低 35%。而 GISSI-3 和 ISIS-4 两项大规模溶栓
临床研究结果显示,在溶栓的基础上,加用硝酸酯没有进一步显著降低急性心肌
梗死的病死率。PCI 围术期应用硝酸酯能否降低心肌梗死的病死率尚需更多临
床研究证实。但因硝酸酯抗缺血、缓解心绞痛症状、改善心功能等作用明确,因
此仍是目前急性心肌梗死抗缺血治疗不可或缺的药物之一。

2.慢性稳定性心绞痛

在慢性稳定性心绞痛的抗缺血治疗中,应首选 β 受体阻滞剂,当其存在禁忌
证,或单药疗效欠佳时,可使用硝酸酯及或钙通道阻滞剂。临床实践中,通常采
用联合用药进行抗心绞痛治疗。β 受体阻滞剂与硝酸酯联合可相互取长补短。
硝酸酯降低血压和心脏后负荷后,可反射性增加交感活性,使心肌收缩力增强、
心率增快,削弱其降低心肌耗氧量的作用,而 β 受体阻滞剂可抵消这一不良反
应;β 受体阻滞剂通过抑制心肌收缩力、减慢心室率等,可显著降低心肌做功和
耗氧量,但心率减慢,伴随舒张期延长,回心血量增加,使左室舒张末期容积和室
壁张力增加,部分抵消了其降低心肌氧耗的作用,硝酸酯扩张静脉血管,使回心
血量减少,可克服 β 受体阻滞剂的这一不利因素。因此,两者合用较单独使用其
中的任何一种可发挥更大的抗缺血效应。表 3-1 列出了用于心绞痛治疗的常用
硝酸酯药物及剂量。

表 3-1　常用硝酸酯的抗心绞痛剂量

药物名称	常用剂量(mg)	起效时间(min)	作用持续时间
硝酸甘油			
舌下含服	0.3~0.6 mg	2~3	20~30 分钟
喷剂	0.4 mg	2~3	20~30 分钟
透皮贴片	5~10 mg	30~60	8~12 小时
硝酸异山梨酯			

药物名称	常用剂量(mg)	起效时间(min)	作用持续时间
舌下含服	2.5～15 mg	2～5	1～2 小时
口服平片	5～40 mg,2～3 次/天	15～40	4～6 小时
口服缓释制剂	40～80 mg,1～2 次/天	60～90	10～14 小时
5-单硝酸异山梨酯			
口服平片	10～20 mg,2 次/天	30～60	3～6 小时
口服缓释制剂	60～120 mg,1 次/天	60～90	10～14 小时
	或 50～100 mg,1 次/天	同上	同上

3.无症状性心肌缺血

无症状性心肌缺血亦称隐匿性心肌缺血,是指患者存在明确的缺血客观依据而无相应的临床症状,广泛存在于各类冠心病中。有典型心绞痛症状的心肌缺血仅是临床缺血事件的一小部分,大部分缺血事件均为隐匿性的,尤以老年、糖尿病、女性和合并心力衰竭时多见。大量研究证明,频繁发作的一过性缺血(大部分为隐匿性)是急性冠脉综合征近期和远期不良预后的一个显著独立预测因素,可使死亡、再梗和再次血管重建术的危险增加 3～5 倍。因而,在临床实践中,尤其针对高危患者制定诊断和治疗策略时,只要缺血存在,无论是有症状的,还是隐匿性的,都应使用β受体阻滞剂、硝酸酯和/或钙通道阻滞剂等进行长期的抗缺血治疗。

预防和控制缺血发作是各类冠心病治疗的重要目标,硝酸酯是其中的重要组成部分,与改善生活方式,积极控制危险因素,合并使用抗血小板药、他汀、β受体阻滞剂和 ACEI 或 ARB 等药物,以及在高危患者中实施血管重建手术等综合措施联合应用,可明确改善冠心病患者的生活质量和预后。

(二)心力衰竭

1.慢性心力衰竭

在β受体阻滞剂、ACEI 或 ARB 及利尿剂等标准治疗的基础上,对仍有明显充血性症状的慢性收缩性心力衰竭患者可加用硝酸酯,以减轻静息或活动时的呼吸困难症状,改善运动耐量。临床研究证实肼屈嗪与硝酸异山梨酯联合应用(H-ISDN)可降低非洲裔美国慢性收缩性心力衰竭患者的病死率。因而目前指南推荐,左心室射血分数≤40%的中重度非洲裔美国心力衰竭患者,在β受体阻滞剂、ACEI 或 ARB 和利尿剂等标准治疗的基础上,如仍然存在明显临床症状,可加用 H-ISDN 改善预后。对于因低血压或肾功能不全无法耐受 ACEI 或 ARB 的有症状性心力衰竭患者,可选用 H-ISDN 作为替代治疗。但对于既往未使用过 ACEI 或 ARB,或对其可良好耐受者,不应以 H-ISDN 取而代之。硝酸酯亦可减轻左心室射血分数正常的舒张性心功能不全患者的呼吸困难等症状。

2.急性心力衰竭

硝酸甘油对不同原因包括急性心肌梗死引起的急性肺水肿,有显著的疗效,但也含有加重血压下降及引起心动过速或过缓的危险。静脉硝酸甘油主要通过扩张静脉血管,降低心脏前负荷而迅速减轻肺瘀血,是治疗急性心力衰竭最为广泛的血管扩张药物之一,尤其适宜于合并高血压、冠状动脉缺血和重度二尖瓣关闭不全者。静脉应用硝酸甘油可以迅速根据临床和血流动力学反应增加或减少滴入量,常以 $10\sim20~\mu g/min$ 作为起始剂量,最高可增至 $200~\mu g/min$。硝酸酯与常规方法联合应用治疗急性肺水肿已经成为临床常规疗法。

(三)高血压危象和围术期高血压

静脉硝酸甘油是指南推荐的为数不多的治疗高血压危象的静脉制剂之一,从 $5~\mu g/min$ 起始,用药过程中持续严密监测血压,逐渐递增剂量,上限一般为 $100~\mu g/min$,尤其适用于冠状动脉缺血伴高血压危象者,但切忌使血压急剧过度下降。静脉硝酸甘油亦常用于围术期的急性高血压治疗,尤其是实施冠状动脉旁路移植术者。

(四)不良反应与硝酸酯耐药性

1.不良反应及硝酸酯治疗无效

无效的原因很多,或因心绞痛严重性增加;或由于患者对硝酸酯治疗心肌缺血产生耐药性;也可能由于药片失效;或用法不当(有些含化剂不能口服,有些口服剂不能含化);动脉低氧血症,特别是在慢性肺部疾病(由于静脉血混入增加引起);以及不能耐受(通常由于头痛)。也可能因口腔黏膜干燥影响药物吸收。硝酸酯若能在预计心绞痛发作前给予则更有效。当由于心动过速而影响硝酸酯疗效时,加用 β 受体阻滞剂结果更佳。在预防性应用长效作用硝酸酯时,耐受性往往是失效的原因。硝酸酯的常见不良反应见表 3-2。

使用长效硝酸酯失效的两个主要原因如下。

(1)出现耐药性:处理办法是逐渐减少给药剂量和次数直到造成没有硝酸甘油的间期。

(2)病情加重:处理办法是在去除诱因如高血压、房颤或贫血的同时联合用药,以及考虑介入或手术治疗。

表 3-2　硝酸酯应用中的不良反应与禁忌证

项目	分类	内容
不良反应		
	严重不良反应	前后负荷减少可引起晕厥和低血压;若饮酒或与其他血管扩张剂合用尤甚,须平卧治疗。心动过速常见,但偶在 AMI 时见到意外的心动过缓。低血压可引起脑缺血。长期大剂量应用可引起罕见正铁血红蛋白血症,须用静脉亚甲蓝治疗。大剂量静脉硝酸酯,可引起对肝素的耐药性。
	其他不良反应	头痛、面潮红等,舌下用药可引起口臭,少见的皮疹
	产生耐受性	连续性疗法及大剂量频繁疗法可导致耐受性,低剂量间断疗法可避免,不同类型的硝酸酯之间存在交叉耐受性
	减药综合征	已见于军火工人,减去硝酸酯后可加重症状及猝死,临床也可见到类似证据因此,长期硝酸酯治疗必须逐渐停药。用偏心剂量法时,停药间期心绞痛复发率很低。
禁忌证	绝对禁忌证	对硝酸酯过敏;急性下壁合并右室心肌梗死;收缩压<12.0 kPa(90 mmHg)的严重低血压状态;肥厚性梗阻型心肌病伴左室流出道重度固定梗阻;重度主动脉瓣和二尖瓣狭窄;心脏压塞或缩窄性心包;已使用磷酸二酯酶抑制剂者;颅内压增高
	相对禁忌证	循环低灌注状态;心室率<50 次/分,或>110 次/分;青光眼;肺心病合并动脉低氧血症;重度贫血

2.硝酸酯耐药性

硝酸酯的耐药性是指连续使用硝酸酯后血流动力学和抗缺血效应的迅速减弱乃至消失的现象。可分为假性耐药、真性耐药亦称血管性耐药以及交叉性耐药 3 类。假性耐药发生于短期(1 天)连续使用后,可能与交感-肾素-血管紧张素-醛固酮系统等神经激素的反向调节和血管容量增加有关。血管性耐药最为普遍,发生于长期(3 天以上)连续使用后引起血管结构和功能的改变。交叉性耐药是指使用一种硝酸酯后,抑制或削弱其他硝酸酯或 NO 供体性血管扩张剂及内源性 NO 等的作用,两者发生机制相似,可能与血管内过氧化物生成过多以及生物活化/转化过程异常等有关,如巯基耗竭可导致硝酸酯在血管内的生物转化异常而引发耐药。硝酸酯一旦发生耐药不仅影响临床疗效,而且可能加剧内皮功能损害,对预后产生不利影响,因此长期使用硝酸酯时必须采用非耐药方法给药。

任何剂型的硝酸酯使用不正确均可导致耐药,如连续 24 小时静脉滴注硝酸甘油,或不撤除透皮贴剂,以非耐药方式口服几个剂量的硝酸异山梨酯或 5-单硝酸异山梨酯等。早在1888年这一现象即被报告，随着硝酸酯的广泛应用，这一问题日益突出，但确切机制目前仍未明确。已有大量的证据说明，如果持续维持血液中高浓度硝酸酯则必定出现对硝酸酯的耐药性，因此偏心剂量法间歇治疗已成为标准治疗法。

3.硝酸酯耐药性的预防

预防硝酸酯耐药性的常用方法如下。

（1）小剂量、间断使用静脉硝酸甘油及硝酸异山梨酯，每天提供10～12小时的无药期。

（2）每天使用12小时硝酸甘油透皮贴剂后及时撤除。

（3）偏心方法口服硝酸酯，保证10～12小时的无硝酸酯浓度期或低硝酸酯浓度期，给药方法可参考表3-3。上述方法疗效确切，在临床中使用最为广泛。

表 3-3　避免硝酸酯耐药性的偏心给药方法

药物名称	给药方法
硝酸甘油	
静脉滴注	连续点滴10～12小时后停药，空出10～12小时的无药期
透皮贴片	贴敷10～12小时后撤除，空出10～12小时的无药期
硝酸异山梨酯	
静脉滴注	连续点滴10～12小时后停药，空出10～12小时的无药期
口服平片	每天3次给药，每次给药间隔5小时：如8 AM，1 PM，6 PM 每天4次给药，每次给药间隔4小时：如8 AM，12 AM，4 PM，8 PM
口服缓释制剂	每天2次给药：8 AM，2 PM
5-单硝酸异山梨酯	
口服平片	每天2次给药间隔7～8小时：如8 AM，3 PM
口服缓释制剂	每天1次给药：如8 AM

* AM：上午，PM：下午。

（4）有研究表明，巯基供体类药物、β受体阻滞剂、他汀、ACEI或ARB以及肼屈嗪等药物可能对预防硝酸酯的耐药性有益，同时这些又多是改善冠心病和心力衰竭预后的重要药物，因此提倡合并使用。在无硝酸酯覆盖的时段可加用β受体阻滞剂，钙通道阻滞剂等预防心绞痛和血管效应，心绞痛一旦发作可临时舌下含服硝酸甘油等终止发作。

四、药物间的相互作用

（一）药代动力学相互作用引起低血压

硝酸酯的药物相互作用主要是药代动力学方面的，如心绞痛三联疗法（硝酸酯、β 阻滞剂和钙通道阻滞剂)的合用疗效可能因其降压作用相加导致低血压而减弱,这种反应的个体差异很大。有时仅用两种抗心绞痛药如地尔硫草和硝酸酯就可以引起中度低血压。另外常见的低血压反应是在急性心肌梗死,如发病早期 ACEI 与硝酸酯合用时,在下壁心梗或与 β 阻滞剂或溶栓剂合用时。

(二)与西地那非(伟哥)相互作用

硝酸酯与伟哥合用可引起严重的低血压,以至于伟哥的药物说明书中将其合用列为禁忌证。伟哥的降低血压作用平均可以达到 1.1/0.7 kPa(8.4/5.5 mmHg),当与硝酸酯合用时下降更多。性交的过程本身对心血管系统是增加负荷,若同时应用两药导致低血压时,偶可引起急性心肌梗死的发生。慎用伟哥的患者包括有心梗史、卒中史、低血压、高血压 22.7/14.7 kPa(170/110 mmHg)以及心力衰竭或不稳定心绞痛史者。当硝酸酯与伟哥合用发生低血压反应时,α 受体阻滞剂或甚至肾上腺素的应用都有必要。近期服用伟哥的患者发生急性冠脉综合征包括不稳定心绞痛时,24 小时内最好不要用硝酸酯以防止低血压不良反应的发生。

(三)大剂量时与肝素相互作用

在不稳定心绞痛硝酸酯与肝素合用时,肝素的用量有可能会加大,原因是静脉硝酸酯制剂常含有丙二醇,大剂量应用可引起肝素抵抗。如静脉硝酸甘油 >350 μg/min时,会见到上述反应,而低剂量如 50~60 μg/min 或用二硝酸异山梨酯时,均未见到肝素抵抗现象。

(四)与 tPA 的相互作用

有报告应用 tPA 溶栓的过程中,如果静脉应用较大剂量硝酸甘油(>100 μg/min)时,tPA 疗效下降,再灌注率减低,临床事件增多,但尚需要更多的临床资料证实。

第四章　内分泌科常用药

第一节　甲状腺激素及抗甲状腺药

甲状腺分泌的甲状腺激素是维持人体正常代谢和生长发育所必需的激素，影响全身各器官系统的功能和代谢状态。各种原因所致的甲状腺功能减退或亢进，以致体内甲状腺素水平过低或过高所引起各种症状，需要分别应用甲状腺激素或抗甲状腺药物治疗。

本节包括的药物为作为替代治疗药物的甲状腺片(口服常释剂型)及抗甲状腺药物甲巯咪唑(口服常释剂型)和丙硫氧嘧啶(口服常释剂型)。

一、甲状腺片

(一)药理学

甲状腺激素对机体的作用广泛，具有促进分解代谢(生热作用)和合成代谢作用，对人体正常代谢及生长发育有重要影响，对婴、幼儿中枢的发育甚为重要，它可促进神经元和轴突生长、突触的形成。甲状腺激素的基本作用是诱导新生蛋白质包括特殊酶系的合成，调节蛋白质、碳水化合物和脂肪三大物质，以及水、盐和维生素的代谢。甲状腺激素诱导细胞 Na^+-K^+ 泵(Na^+-K^+-ATP 酶)的合作并增强其活力而使能量代谢和氧化磷酸化增强。甲状腺激素(主要是 T_3)还与核内特异性受体相结合，激活的受体与 DNA 甲状腺激素应答元件上特异的序列相结合，从而促进新的蛋白质(主要为酶)的合成。

口服吸收入血后，绝大部分甲状腺素与血浆蛋白(主要是甲状腺素结合球蛋白)结合，仅约0.03％的 T_4 和 0.3％ T_3 以游离形式存在。只有游离甲状腺激素才能进入靶细胞发挥生物效应。部分 T_4 在肝、肾等脏器中转化为 T_3，其量占 T_3 总量的 70%～90%。游离 T_3、T_4 进入靶细胞后，T_4 转化为 T_3，后者与其受体的亲和力较 T_4 高 10 倍，作用增强 4 倍，故 T_3 是主要的具有活性的甲状腺激素，而 T_4 则被视为激素原。T_4 半衰期为 6～8 天，而 T_3 为 1 天。甲状腺激素在肝内降解并与葡糖醛酸和硫酸结合后，通过胆汁排泄。

(二)适应证

(1)各种原因引发的甲状腺激素缺乏(甲状腺功能减退症或黏液性水肿)的替代治疗，不包括亚急性甲状腺炎恢复期出现的暂时性亚临床甲状腺功能减退。

(2)非地方性单纯性甲状腺肿。

(3)预防和治疗甲状腺结节

(4)促甲状腺激素依赖性甲状腺癌的辅助治疗。

(5)抗甲状腺治疗的辅助用药，防止甲状腺功能减退症状的发生和甲状腺进一步肿大。

(6)防止颈部放疗患者甲状腺癌的发生。

(7)防止某些药物如碳酸锂、水杨酸盐及磺胺类药物所致甲状腺肿大作用。

(8)甲状腺功能试验的抑制剂，此用途限于 T_3。

(三)禁忌证

(1)对本药过敏者。

(2)患有以下疾病或未经治疗的以下疾病患者：肾上腺功能不全、垂体功能不全、甲状腺毒症、冠心病、心绞痛、动脉硬化、高血压患者。

(3)急性心肌梗死、急性心肌炎和急性全心炎患者。

(4)非甲状腺功能减退心力衰竭、快速性心律失常患者。

(四)不良反应

甲状腺激素如用量适当无任何不良反应。使用过量则引起心动过速、心悸、心绞痛、心律失常、头痛、神经质、兴奋、不安、失眠、骨骼肌痉挛、肌无力、震颤、出汗、潮红、怕热、腹泻、呕吐、体重减轻等类似甲状腺功能亢进症的症状。T_3 过量时，不良反应的发生较 T_4 或甲状腺片快。减量或停药可使所有症状消失。T_4 过量所致者，症状消失较缓慢。

(五)注意事项

(1)糖尿病患者、心肌缺血患者慎用。

(2)对病程长、病情重的甲状腺功能减退症或黏液性水肿患者使用本类药应谨慎小心，开始用小剂量，以后缓慢增加直至生理替代剂量。

(3)伴有垂体前叶功能减退症或肾上腺皮质功能不全患者应先服用糖皮质激素,待肾上腺皮质功能恢复正常后再用本类药。

(4)本药不易透过胎盘,甲状腺功能减退者在妊娠期间无须停药。对于患有甲状腺功能亢进的孕妇,必须单独使用抗甲状腺药物进行治疗,而不宜将本药与抗甲状腺药物合用,否则可能会导致胎儿甲状腺功能减退。美国食品药品监督管理局(FDA)对本药的妊娠安全性分级为 A 级。

(5)老年患者对甲状腺激素较敏感,超过 60 岁者甲状腺激素替代需要量比年轻人约低 25%,而且老年患者心血管功能较差,应慎用。

(六)药物相互作用

(1)糖尿病患者服用甲状腺激素应视血糖水平适当增加胰岛素或降糖药剂量。

(2)甲状腺激素与抗凝剂如双香豆素合用时,后者的抗凝作用增强,可能引起出血;应根据凝血酶原时间调整抗凝药剂量。

(3)本类药与三环类抗抑郁药合用时,两类药的作用及毒副作用均有所增强,应注意调整剂量。

(4)服用雌激素或避孕药者,因血液中甲状腺素结合球蛋白水平增加,合用时甲状腺激素剂量应适当调整。

(5)β受体阻滞剂可减少外周组织 T_4 向 T_3 的转化,合用时应注意。

(七)用法与用量

1.成人

口服,开始为每天 15～20 mg,逐步增加,维持量一般为每天 90～120 mg,少数患者需每天 180 mg。

2.婴儿及儿童

完全替代量:①6 个月以下,每天 15～30 mg;②6 个月至 1 岁,每天 30～60 mg;③2～3 岁,每天 60～90 mg;④4～7 岁,每天 90～120 mg;⑤8～14 岁,每天 120～150 mg。

开始剂量应为完全替代剂量的 1/3,逐渐加量。由于本品 T_3、T_4 含量及二者比例不恒定,在治疗中应根据临床症状及 T_3、T_4、促甲状腺激素检查调整剂量。

(八)制剂和规格

甲状腺片:10 mg、40 mg、60 mg。

二、甲巯咪唑

(一)药理学

本药属咪唑类抗甲状腺药,能抑制甲状腺激素的合成。本药通过抑制甲状腺内过氧化物酶,阻止摄入到甲状腺内的碘化物氧化及酪氨酸偶联,从而阻碍T_4的合成。由于本药并不阻断贮存的甲状腺激素释放,也不对抗甲状腺激素的作用,故只有当体内已有甲状腺激素被耗竭后,本药才产生明显的临床效应。本药抑制甲状腺激素合成的作用略强于丙硫氧嘧啶,持续时间也较长。

此外,本药尚有轻度免疫抑制作用,抑制甲状腺自身抗体的产生,降低血液循环中甲状腺刺激性抗体水平,使抑制性 T 细胞功能恢复正常。

口服后迅速被吸收,吸收率为$70\%\sim80\%$。起效时间至少 3 周,对使用过含碘药物或甲状腺肿大明显者,可能需要 12 周才能发挥作用。吸收后广泛分布于全身,但浓集于甲状腺,可透过胎盘,也能经乳汁分泌。本药不与血浆蛋白结合,主要代谢物为 3-甲基-2-硫乙内酰胺,原形药及其他代谢物$75\%\sim80\%$随尿液排泄,半衰期约 3 小时(也有报道为 4~14 小时)。

(二)适应证

抗甲状腺药物。用于各种类型的甲状腺功能亢进症,包括格雷夫斯病(伴有自身免疫功能紊乱、甲状腺弥漫性肿大、可有突眼)、甲状腺瘤、结节性甲状腺肿及甲状腺癌引起的甲状腺功能亢进。在格雷夫斯病中,尤其适用于以下几种情况。

(1)病情较轻,甲状腺轻至中度肿大者。

(2)甲状腺手术后复发,但又不适于放射性[131]I治疗者。

(3)手术前准备。

(4)作为[131]I放疗的辅助治疗。

(三)禁忌证

(1)对本药过敏者。

(2)哺乳期妇女。

(四)不良反应

1.较多见的不良反应

发生率$3\%\sim5\%$,皮疹、皮肤瘙痒,此时需根据情况停药或减量,并加抗过敏药物,待变态反应消失后再重新由小剂量开始,必要时换一种制剂。

2.严重不良反应

血液系统异常,轻度白细胞计数减少较为多见,严重的粒细胞缺乏症较少见,后者可无先兆症状即发生,有时可出现发热、咽痛,应及时停药,并查血常规,及早处理粒细胞缺乏症。再生障碍性贫血也可能发生。因此,在治疗过程中,尤其前两个月应定期检查血常规。

3.其他不良反应

包括味觉减退、恶心、呕吐、上腹部不适、关节痛、头晕、头疼、脉管炎(表现为患部红、肿、痛)、红斑狼疮样综合征(表现为发热、畏寒、全身不适、软弱无力)。

4.罕见的不良反应

肝炎(可发生黄疸,停药后黄疸可持续至10周开始消退)、肾炎等;其他少见血小板减少,凝血因子Ⅱ或凝血因子Ⅶ降低。

(五)注意事项

1.有下列情况者慎用

(1)对其他甲巯咪唑复合物过敏者。

(2)血白细胞计数偏低者。

(3)肝功能不全者。

2.对儿童的影响

儿童用药过程中应注意避免出现甲状腺功能减低,必要时可酌情加用甲状腺片。

3.对老年人的影响

老年人尤其是肾功能不全者,应酌情减量给药,必要时可酌情加用甲状腺片。

4.对妊娠的影响

本药可透过胎盘,孕妇用药应谨慎,必须用药时宜采用最小有效剂量。甲亢孕妇在妊娠后期病情可减轻,此时可减少抗甲状腺的药物的用量,部分患者于分娩前2~3周可停药,但分娩后不久可再次出现明显的甲亢症状。美国FDA对本药妊娠安全性分级为D级。

5.对哺乳的影响

本药可由乳汁分泌,哺乳期妇女服用较大剂量时可能引起婴儿甲状腺功能减退,故服药时应暂停哺乳。

6.随访检查

用药前后及用药时应当检查或监测血常规、肝功能、甲状腺功能。

7.对诊断的干扰

本药能使凝血酶原时间延长,并使血清碱性磷酸酶、门冬氨酸氨基转移酶(AST)和丙氨酸氨基转移酶(ALT)增高。

(六)药物相互作用

(1)本药通过降低凝血因子的代谢而降低抗凝药的敏感性,从而降低抗凝药的疗效。与抗凝药合用时,应密切监测凝血酶原时间和国际标准化比值。

(2)对氨基水杨酸、保泰松、巴比妥类、酚妥拉明、妥拉唑林、维生素 B_{12}、磺胺类、磺胺类等都可能抑制甲状腺功能,引起甲状腺肿大,与本药合用时须注意。

(3)高碘食物或药物的摄入可使甲亢病情加重,使抗甲状腺药需要量增加或用药时间延长。

(七)用法与用量

1.成人

(1)甲状腺功能亢进:一般开始用量每天 30 mg,分 3 次服用。可根据病情轻重调整为每天 15～40 mg,每天最大量 60 mg。当病情基本控制(体重增加、心率低于每分钟 90 次、血清 T_3 和 T_4 水平恢复正常),需 4～8 周开始减量,每 4 周减 1/3～1/2。维持量每天 5～15 mg,一般需要治疗 18～24 个月。

(2)甲状腺功能亢进术前准备:按上述剂量连续用药,直至甲状腺功能正常,在术前 7～10 天加用碘剂。

(3)甲状腺危象:每天 60～120 mg,分次服用。在初始剂量服用 1 小时后加用碘剂。

2.儿童

口服,甲状腺功能亢进每天 0.4 mg/kg,分 3 次服用;维持剂量为每天 0.2 mg/kg。

(八)制剂和规格

甲巯咪唑片:5 mg、10 mg。

三、丙硫氧嘧啶

(一)药理学

本药为硫脲类抗甲状腺药,主要抑制甲状腺激素的合成。其机制为抑制甲状腺内过氧化物酶,阻止摄入到甲状腺内的碘化物氧化及酪氨酸偶联,从而阻碍 T_4 的合成。同时,本药通过抑制 T_4 在外周组织中脱碘生成 T_3,故可在甲状腺危象时起到减轻病情的即刻效应。由于本药并不阻断贮存的甲状腺激素释放,也不对抗甲状腺激素的作用,故只有当体内已有甲状腺激素被耗竭后,本药才产生明显的临床效应。

此外,本药尚有免疫抑制作用,可抑制 B 淋巴细胞合成抗体,抑制甲状腺自生抗体的产生,使血促甲状腺素受体抗体消失。恢复抑制 T 淋巴细胞功能,减少甲状腺组织淋巴细胞浸润,从而使格雷夫斯病的免疫紊乱得到缓解。

口服迅速吸收,生物利用度 50%～80%。给药后 1 小时血药浓度达峰值。药物吸收后分布到全身各组织,主要在甲状腺中聚集,肾上腺及骨髓中浓度亦较高,还可透过胎盘(但比甲巯咪唑少)。血浆蛋白结合率约为 76.2%(60%～80%)。药物主要在肝脏代谢,60%被代谢破坏;其余部分 24 小时内从尿中排出,也可随乳汁排出。在血中半衰期很短(1～2 小时),但由于在甲状腺中的聚集作用,其生物作用可持续较长时间。当肾功能不全时,半衰期可长达 8.5 小时。

(二)适应证

(1)用于各种类型的甲状腺功能亢进症,包括格雷夫斯病(伴有自身免疫功能紊乱、甲状腺弥漫性肿大、可有突眼)。在格雷夫斯病中,尤其适用于:①病情较轻,甲状腺轻至中度肿大者。②儿童、青少年及老年患者。③甲状腺手术后复发,但又不适于放射性[131]I 治疗者。④手术前准备。⑤作为[131]I 放疗的辅助治疗。⑥妊娠合并格雷夫斯病。

(2)用于甲状腺危象(作为辅助治疗,以阻断甲状腺素的合成)。

(三)禁忌证

(1)对本药或其他硫脲类抗甲状腺药物过敏者。

(2)严重的肝功能损害者。

(3)白细胞严重缺乏者。

(4)结节性甲状腺肿伴甲状腺功能亢进者。

(5)甲状腺癌患者。

(四)不良反应

本药的不良反应大多发生在用药初的 2 个月。

1.常见不良反应

头痛、眩晕、关节痛、唾液腺和淋巴结肿大及味觉减退、恶心、呕吐、上腹部不适。也有皮疹、皮肤瘙痒、药物热。

2.血液不良反应

血液不良反应多为轻度粒细胞减少,少见严重的粒细胞缺乏、血小板减少、凝血因子Ⅱ或因子Ⅶ降低、凝血酶原时间延长。另可见再生障碍性贫血。

3.其他不良反应

可见脉管炎(表现为患部红、肿、痛)、红斑狼疮样综合征(表现为发热、畏寒、全身不适、软弱无力)。

4.罕见不良反应

间质性肺炎、肾炎、肝功能损害(血清碱性磷酸酶、AST 和 ALT 升高、黄疸)。

(五)注意事项

1.有下列情况者慎用

(1)外周白细胞计数偏低者。

(2)肝功能异常者。

2.对儿童的影响

儿童用药过程中应注意避免出现甲状腺功能减低,必要时可酌情加用甲状腺片。

3.对老年人的影响

老年人尤其是肾功能不全者,应酌情减量给药,必要时可酌情加用甲状腺片。

4.对妊娠的影响

本药透过胎盘量较甲巯咪唑少,妊娠合并格雷夫斯病可选用本药。鉴于孕妇用药可导致胎儿甲状腺肿、甲状腺功能减退,故孕妇用药应谨慎,宜采用最小有效剂量,一旦出现甲状腺功能偏低即应减量。美国 FDA 对本药的妊娠安全性分级为 D 级。

5.对哺乳的影响

哺乳期妇女服用剂量较大时,可能引起婴儿甲状腺功能减退,故哺乳期妇女禁用本药。

6.随访检查

用药前后及用药时应当检查或监测血常规及肝功能。

7.对诊断的干扰

本药能使凝血酶原时间延长,并使血清碱性磷酸酶、AST 和 ALT 增高。

(六)药物相互作用

(1)本药可增强抗凝血药的抗凝作用。

（2）对氨基水杨酸、巴比妥类、酚妥拉明、妥拉唑林、维生素 B_{12}、磺胺类等都可能抑制甲状腺功能,引起甲状腺肿大,与本药合用时应注意。

（3）硫脲类抗甲状腺药物之间存在交叉变态反应。

（4）高碘食物或药物的摄入可使甲状腺功能亢进病情加重,使抗甲状腺药需要量增加或用药时间延长。

（七）用法与用量

1.成人

（1）口服。①甲状腺功能亢进:开始剂量一般每次 100 mg,每天 3 次,视病情轻重用量可为每天 150～400 mg,每天最大量为 600 mg。通常用药 4～12 周病情控制(体重增加、心率低于每分钟 90 次、血清 T_3 和 T_4 水平恢复正常),可减量 1/3。以后如病情稳定可继续减量,每 4～6 周递减 1/3～1/2,维持量视病情而定,一般每天 50～150 mg,全程 1～2 年或更长。②甲状腺危象:每次 150～200 mg,每 6 小时 1 次,直至危象缓解,约 1 周时间停药。若患者需用碘剂以控制 T_4 释放时,本药需在开始服碘剂前 1 小时服用,或至少应同时服用,以阻断服用的碘合成更多的甲状腺激素。③甲状腺功能亢进的术前准备:每次 100 mg,每天 3～4 次,至甲亢症状控制后加服碘剂2周,以减轻甲状腺充血,使甲状腺变得结实,便于手术。于术前 1～2 天停服本药。④作为放射性碘治疗的辅助治疗:需放射性碘治疗的重症甲亢患者,可先服本药,控制症状后再做甲状腺[131]I检查,以确定是否适用放射性碘治疗。在行放射性碘治疗后症状还未缓解者,可短期使用本药,每次 100 mg,每天 3 次。

（2）肾功能不全时剂量:肾功能不全者药物半衰期延长,用药时应减量。

（3）老年人剂量:老年人药物半衰期延长,用量应减少。

2.儿童

口服,甲状腺功能亢进:①新生儿每天 5～10 mg/kg,分 3 次服用。②6～10 岁每天 50～150 mg,分 3 次服用。③10 岁以上每天 150～300 mg,分 3 次服用。

以上情况,根据病情调节用量,甲状腺功能亢进症状控制后应逐步减至维持量。

（八）制剂和规格

丙硫氧嘧啶片:50 mg、100 mg。

第二节　胰岛素及口服降糖药

　　胰岛素及口服降血糖药是治疗糖尿病的重要药物。糖尿病主要有胰岛素绝对缺乏的 1 型糖尿病和胰岛素相对缺乏的 2 型糖尿病。因此胰岛素主要用于治疗 1 型糖尿病,且须终身使用胰岛素。口服降血糖药多用于 2 型糖尿病,且可将不同作用类别的口服降血糖药合用;2 型糖尿病患者采用口服降血糖药治疗效果不理想,或出现急性、慢性并发症时,则须用胰岛素治疗。

　　口服降血糖药按其作用可分为胰岛素增敏类(如二甲双胍等)和促胰岛素分泌类(如格列本脲和格列吡嗪等);按其化学结构则可分为双胍类(如二甲双胍等)和磺胺类(如格列本脲和格列吡嗪等)。

　　本节包括不同时效的动物源胰岛素(注射剂)和双胍类胰岛素增敏的口服降血糖药二甲双胍(口服常释剂型)及磺胺类促胰岛素分泌的口服降血糖药格列本脲(口服常释剂型)和格列吡嗪(口服常释剂型)。

一、胰岛素

　　胰岛素是机体调节和维持血糖代谢和稳定的重要激素,也是治疗糖尿病的重要药物。临床使用的胰岛素(制剂)有来源于由动物组织提取的胰岛素或以生物工程重组的人胰岛素,其作用基本一致。本部分主要介绍前者。

　　胰岛素的药理学:胰岛素通过靶组织(主要是肝、脂肪和肌肉)细胞膜上的特异受体(胰岛素受体)结合后起作用,然后引发一系列生理效应。具体为以下几项内容:①促进肌肉、脂肪组织对葡萄糖的主动转运,吸收葡萄糖进而代谢、产生能量,或以糖原、甘油二酯的形式贮存。②促进肝摄取葡萄糖并转变为糖原。③抑制肝糖原分解及糖原异生,减少肝输出葡萄糖。④促进多种组织对碳水化合物、蛋白质、脂肪的摄取,同时促进蛋白质的合成、抑制脂肪细胞中游离脂肪酸的释放、抑制酮体生成,从而调节物质代谢。通过上述作用,胰岛素可使糖尿病患者血中葡萄糖来源减少、消耗增加,并在一定程度上纠正各种代谢紊乱,从而降低血糖、延缓(或防止)糖尿病慢性并发症的发生。

　　胰岛素的吸收:胰岛素皮下注射吸收迅速,但吸收很不规则,不同患者或同一患者的不同注射部位吸收量均有差别,以腹壁吸收最快,上臂外侧吸收较骨前外侧快。皮下注射 0.5～1 小时后开始生效,2.5～4 小时作用达高峰,持续时间为5～7小时,半衰期为2小时。静脉注射后10～30分钟起效并达峰值,持续时间为0.5～1小时。本药用量越大,作用时间越长。在血液循环中半衰期为5～10分钟。胰岛素吸收入血后,只有5%与血浆蛋白结合,但可与胰岛素抗体相结合(结合后,胰岛素作用时间延长)。主要在肝脏、肾脏代谢(先经谷胱甘肽氨基转移酶还原,再由蛋白水解酶水解成短肽或氨基酸),也可被肾胰岛素酶直接水解。少量原形随尿排出。

胰岛素的制剂及其特点:根据其起效作用快慢、维持作用时间长短及疾病情况和给药方法,胰岛素制剂可分为3类。①短效(速效)胰岛素制剂,又称为普通胰岛素,其制剂如胰岛素注射液和中性胰岛素注射液,其中不含任何延缓其吸收的物质,吸收和起作用均迅速,但作用持续时间较短。短效胰岛素制剂主要控制一餐饭后的高血糖,可供皮下注射;可肌内注射(使用情况较少,如对酮酸症中毒患者在运送途中),必要时可静脉注射或加入输液体中静脉滴注。②中效胰岛素制剂,为了延缓胰岛素的吸收和作用持续时间而加入低量鱼精蛋白(即其鱼精蛋白与胰岛素含量相匹配,没有多余的鱼精蛋白)和氯化锌,如低精蛋白锌胰岛素注射液。中效胰岛素主要控制两餐后的高血糖,以第二餐饭为主,只可皮下注射,不可静脉给药。③长效胰岛素制剂,为了延缓胰岛素的吸收和作用持续时间而加入鱼精蛋白和氯化锌,但其内含有多余的鱼精蛋白,若与普通胰岛素混合,会与多余的鱼精蛋白结合,形成新的鱼精蛋白锌胰岛素而使长效作用的部分增多,又简称PZI。长效胰岛素无明显作用高峰,主要提供基础水平的胰岛素。只可皮下注射,不可静脉给药。④预混胰岛素制剂,此外,尚有将短效和中效胰岛素按不同比例混合制成一系列的预混胰岛素制剂供某些患者需用,如常用的是含30%短效和70%中效的制剂等。

(一)中性胰岛素注射液

本品为猪或牛胰岛素经层析法纯化制成的中性灭菌水溶液,pH为6.8～8.0。

1.药理学

本品为胰岛素速效型制剂。药理作用和作用机制见前。

皮下注射后吸收较迅速,0.5～1小时开始生效,最大作用时间1～3小时,维持作用时间5～8小时。剂量愈大,维持作用时间愈长。静脉注射立即起效,但维持作用时间短。

2.适应证

(1)1型糖尿病。

(2)2型糖尿病有严重感染、外伤、大手术等严重应激情况,以及合并心、脑血管并发症、肾脏或视网膜病变等。

(3)糖尿病酮症酸中毒,高血糖非酮症性高渗性昏迷。

(4)长病程2型糖尿病血浆胰岛素水平确实较低,经合理饮食、体力活动和口服降糖药治疗控制不满意者,2型糖尿病具有口服降糖药禁忌时,如妊娠、哺乳等。

(5)成年或老年糖尿病患者发病急、体重显著减轻伴明显消瘦。

(6)妊娠糖尿病。

(7)继发于严重胰腺疾病的糖尿病。

(8)对严重营养不良、消瘦、顽固性妊娠呕吐、肝硬化初期可同时静脉滴注葡萄糖和小剂量胰岛素,以促进组织利用葡萄糖。

3.禁忌证

(1)对本药过敏者。

(2)低血糖患者。

4.不良反应

(1)变态反应、注射部位红肿、瘙痒、荨麻疹、血管神经性水肿。

(2)低血糖反应,出汗、心悸、乏力,重者出现意识障碍、共济失调、心动过速甚至昏迷。

(3)胰岛素抵抗,日剂量需超过200 U以上。

(4)注射部位脂肪萎缩、脂肪增生。

(5)眼屈光失调。

5.注意事项

(1)青春期前的儿童应适当减少胰岛素用量,因其对胰岛素的敏感性较青春期儿童高,较易发生低血糖。青春期儿童应适当增加胰岛素用量(20%～50%),青春期后再逐渐减少用量。

(2)老年人易出现低血糖,用药时需特别谨慎,同时应配合饮食治疗及适当的体力活动。

(3)胰岛素不通过胎盘屏障,对胎儿无影响。美国FDA对本药的妊娠安全性分级为B级。孕妇(特别是妊娠中、晚期)对胰岛素需要量增加,但分娩后则迅速减少。

(4)哺乳妇女使用胰岛素治疗对婴儿无危险,但可能需要降低胰岛素用量。

(5)糖尿病是慢性病,需长期治疗。一方面,用药期间应定期检查血糖、尿糖、尿常规、肾功能、视力、眼底、血压及心电图等,以了解糖尿病病情及并发症情况。如各餐前、餐后及睡前测血糖,并定期测血糖化血红蛋白,帮助制订降糖药的治疗方案(单独或联合,剂量调整等);另一方面,为了尽早检测出各种并发症、伴发病或相关问题,以便采取对策,如每次访视应包括体重、体重指数、血压、尼龙丝测试、足背动脉搏动等,有助于发现微血管病变、大血管病变或神经病变等。

(6)不同患者或同一患者的不同病期,其胰岛素敏感性不同,即使其血糖值相近,其胰岛素需要量也不同,治疗中应注意个体化,按病情需要检测血糖,随时调整胰岛素用量。下列情况供参考。下列情况其胰岛素的需要量可能会增加:①高热;②甲状腺功能亢进症;③肢端肥大症;④库欣综合征;⑤糖尿病酮症酸中毒;⑥严重感染、外伤、大手术;⑦较大的应激情况如急性心肌梗死、脑卒中;⑧同时应用拮抗胰岛素的药物。下列情况其胰岛素需要量可能会减少:严重肝功能受损;在肾功能受损时,由于胰岛素在肾脏的代谢和排泄减少,但在尿毒症时,由于胰岛素抵抗,其需要量也随之变化,应监测血糖调整用量;腺垂体功能减退症、甲状腺功能减退症;其他,如腹泻、胃瘫、肠梗阻,呕吐及其他引起食物吸收延迟的因素等,胰岛素应酌情减量。

6.药物相互作用

(1)口服降糖药与胰岛素有协同降血糖作用,雄激素、单胺氧化酶抑制药、非甾体类解热镇痛消炎药也可增强胰岛素的降血糖作用。

(2)抗凝血药、水杨酸盐、磺胺类药、甲氨蝶呤等可与胰岛素竞争结合血浆蛋白,使血液中游离胰岛素水平增高,从而增强其降血糖作用。

(3)氯喹、奎尼丁、奎宁等可延缓胰岛素的降解,使血中胰岛素浓度升高,从而增强其降血糖作用。

(4)β肾上腺素受体阻断药(如普萘洛尔)可阻止肾上腺素升高血糖的反应,干扰机体调节血糖的功能。与胰岛素合用可掩盖某些低血糖症状、延长低血糖时间,故合用时应注意调整胰岛素剂量。

(5)血管紧张素转化酶抑制药、溴隐亭、氯贝丁酯、酮康唑、锂、甲苯达唑、维生素 B_6、茶碱等可通过不同方式产生直接或间接影响,导致血糖降低,与上述药物合用时,胰岛素应适当减量。

(6)奥曲肽可抑制生长激素、胰高血糖素及胰岛素的分泌;并可延迟胃排空、减缓胃肠蠕动,引起食物吸收延迟,从而降低餐后血糖水平。在开始使用奥曲肽时,胰岛素应适当减量,以后再根据血糖调整用量。

(7)某些钙通道阻滞剂、可乐定、达那唑、二氮嗪、生长激素、肝素、H_2受体拮抗药、大麻、吗啡、尼古丁、磺吡酮等药物可改变糖代谢、升高血糖,与上述药物合用时,胰岛素应适当加量。

(8)糖皮质激素、促肾上腺皮质激素、胰高血糖素、雌激素、口服降糖避孕药、甲状腺素、肾上腺素、噻嗪类利尿药、苯乙丙胺、苯妥英钠等可升高血糖水平,与胰岛素合用时,应调整这些药物或胰岛素的剂量。

(9)中等以上的乙醇可增强胰岛素引起的低血糖作用,导致严重、持续的低血糖反应。在空腹或肝糖原储备较少的情况下更易发生。

(10)吸烟可促进儿茶酚胺释放、减少皮肤对胰岛素吸收,从而降低胰岛素作用。

7.用法与用量

(1)皮下注射,一般每天 3 次,餐前 15～30 分钟注射,必要时睡前加注一次小量。剂量根据病情、血糖、尿糖由小剂量(视体重等因素每次 2～4 U)开始,逐步调整。

(2)1 型糖尿病患者每天胰岛素需用总量多介于每千克体重 0.5～1 U,根据血糖监测结果调整。

(3)2 型糖尿病患者每天需用总量变化较大,在无急性并发症情况下,敏感者每天仅需 5～10 U,一般患者约 20 U,肥胖、对胰岛素敏感性较差者需要量可明显增加。

(4)在有急性并发症(感染、创伤、手术等)情况下,对 1 型及 2 型糖尿病患者,应每 4～6 小时注射一次,剂量根据病情变化及血糖监测结果调整。

8.制剂和规格

中性胰岛素注射液:10 mL:400 U。

(二)胰岛素注射液

本品为胰岛素(猪或牛)的灭菌水溶液。

1.药理学

本品为短效胰岛素制剂。药理作用和作用机制参阅"一、胰岛素"。

皮下给药吸收迅速,皮下注射后 0.5～1 小时开始生效,2～4 小时作用达高峰,维持时间 5～7 小时;静脉注射 10～30 分钟起效,15～30 分钟达高峰,持续时间 0.5～1 小时。静脉注射的胰岛素在血液循环中半衰期为 5～10 分钟,皮下注射后半衰期为 2 小时。

2.适应证

同"(一)中性胰岛素注射液"。

3.禁忌证

同"(一)中性胰岛素注射液"。

4.不良反应

同"(一)中性胰岛素注射液"。

5.注意事项

同"(一)中性胰岛素注射液"。

6.药物相互作用

同"(一)中性胰岛素注射液"。

7.用法与用量

同"(一)中性胰岛素注射液"。

8.制剂和规格

胰岛素注射液:10 mL:400 U。

(三)低精蛋白锌胰岛素注射液

本品为采用经层析纯化的高纯度猪胰岛素和适量的硫酸鱼精蛋白、硫酸锌配制而成的中性无菌混合液。

1.药理学

本药所含胰岛素与鱼精蛋白比例适当,无多余的鱼精蛋白。注射给药后缓慢释放出胰岛素而发挥作用,为中效胰岛素制剂。药理作用和机制见前。

皮下注射后吸收缓慢而均匀,2~4小时起效,6~12小时血药浓度达峰值,作用可持续18~28小时(介于胰岛素和精蛋白锌胰岛素之间)。

2.适应证

(1)用于1型糖尿病的常规治疗。

(2)用于2型糖尿病的治疗。主要针对口服降糖药效果欠佳(或继发失效)的患者(特别是未超重者),以及胰岛素水平不高、血糖波动较大、血糖控制差的患者。可单独使用,也可与普通胰岛素联合应用。

3.注意事项

参阅"(一)中性胰岛素注射液"。

4.禁忌证

参阅"(一)中性胰岛素注射液"。

5.不良反应

参阅"(一)中性胰岛素注射液"。

6.药物相互作用

参阅"(一)中性胰岛素注射液"。

7.用法与用量

成人:皮下注射,开始一般每次 4～8 U,早餐前 30～60 分钟皮下注射,每天 1 次,必要时可于晚餐前再注射早餐前剂量的 1/2。以后根据病情及血糖、尿糖等情况而调整剂量。如果用量超过 40 U 时,应分为 2 次给药。

8.制剂和规格

低精蛋白锌胰岛素注射液:①10 mL：400 U。②3 mL：300 U。

(四)精蛋白锌胰岛素注射液

本品为采用经层析纯化的高纯度猪胰岛素和硫酸鱼精蛋白、硫酸锌配制而成的中性无菌混合液。

1.药理学

本药含有过量鱼精蛋白,为长效胰岛素制剂。药理作用和作用机制参阅"一、胰岛素"。

皮下注射后吸收缓慢而均匀,3～4 小时起效,12～24 小时作用达高峰,作用持续24～36 小时。

2.适应证

用于治疗轻、中度糖尿病,以减少胰岛素注射次数,控制夜间高血糖。按病情需要有时需与短效胰岛素合用。

3.禁忌证

(1)胰岛细胞瘤患者。

(2)其余参阅"(一)中性胰岛素注射液"。

4.不良反应

参阅"(一)中性胰岛素注射液"。

5.注意事项

参阅"(一)中性胰岛素注射液"。

6.药物相互作用

参阅"(一)中性胰岛素注射液"。

7.用法与用量

成人:常规剂量。皮下注射,开始一般一次 4～8 U,每天 1 次,每天早餐前 30～60 分钟皮下注射,以后根据病情及血糖、尿糖等情况而调整剂量。有时需要于晚餐前再注射 1 次,剂量根据病情而定,一般每天总量 10～20 U。

8.制剂和规格

精蛋白锌胰岛素注射液:①10 mL：400 U。②10 mL：800 U。

二、二甲双胍

(一)药理学

本品为双胍类降血糖药,能降低 2 型糖尿病患者的空腹血糖及餐后高血糖,使糖化血红蛋白下降 1%～2%。具体作用如下。

(1)增加周围组织对胰岛素的敏感性,增加胰岛素介导的葡萄糖利用。

(2)增加非胰岛素依赖的组织(如脑、血细胞、肾髓质、肠道、皮肤等)对葡萄糖的利用。

(3)抑制肝糖原异生,降低肝糖输出。

(4)抑制肠壁细胞摄取葡萄糖。

(5)抑制胆固醇的生物合成和贮存,降低血甘油三酯、总胆固醇水平,但本药无刺激胰岛素分泌作用,对正常人无明显降血糖作用,2 型糖尿病患者单用本药时一般不引起低血糖。与苯乙双胍相比,本药引起乳酸性酸中毒的危险性小,较为安全。

口服后由小肠吸收,生物利用度为 50%～60%。口服 0.5 g 后 2 小时,其血药浓度峰值约为 2 g/mL。在胃肠道壁的浓度为血药浓度的 10～100 倍,在肾、肝和唾液内的浓度约为血药浓度的 2 倍。本药很少与血浆蛋白结合,以原形随尿液迅速排出(肾功能不全时,可导致药物蓄积),12 小时内有 90% 被清除。血浆半衰期为 1.7～4.5 小时。

(二)适应证

(1)用于单纯饮食控制疗效不满意的 10 岁以上的 2 型糖尿病患者(对于肥胖和伴高胰岛素血症者,本药不但有降糖作用,还有减轻体重及缓解高胰岛素血症的效果)。

(2)亦可用于 10 岁以上不伴酮症或酮症酸中毒的 1 型糖尿病患者,与胰岛素注射联合治疗,可减少胰岛素剂量。

(3)用于某些对磺胺类疗效较差的糖尿病患者(可与磺胺类合用)。

(三)禁忌证

(1)对本药及其他双胍类药物过敏者。

(2)2 型糖尿病伴有酮症酸中毒、肝肾功能不全(血清肌酸酐超过 1.5 mg/dL)、心力衰竭、急性心肌梗死、严重感染或外伤、重大手术及临床有低血压和缺氧情况者。

(3)糖尿病合并严重的慢性并发症(如糖尿病肾病、糖尿病眼底病变)患者。

(4)静脉肾盂造影或动脉造影前 2～3 天者。

(5)酗酒者。

(6)严重心、肺疾病患者。

(7)维生素 B_{12}、叶酸和铁缺乏者。

(8)营养不良、脱水等全身情况较差者。

(9)孕妇及哺乳妇女。

(四)不良反应

(1)常见腹泻、恶心、呕吐、胃胀、乏力、消化不良、腹部不适及头痛。

(2)少见大便异常、低血糖、肌痛、头晕、指甲异常、皮疹、出汗增加、味觉异常、胸部不适、寒战、流感症状、潮热、心悸、体重减轻等。有时出现疲倦。

(3)偶有口中金属味。本药可减少维生素 B_{12} 的吸收,但极少引起贫血。

(4)罕见乳酸性酸中毒,表现为呕吐、腹痛、过度换气、精神障碍。

(五)注意事项

(1)既往有乳酸性酸中毒史者慎用。

(2)老年患者由于肾功能可能有减退,易出现乳酸性酸中毒,用量应酌减。65 岁以上患者用药时应谨慎;80 岁以上者只有在其肌酐清除率正常时,方可用药。

(3)妊娠糖尿病患者,为控制血糖,主张使用胰岛素,禁止使用本药。美国 FDA 对本药的妊娠安全性分级为 B 级。

(4)用药前后及用药时应当检查或监测:①用药期间应定期检查空腹血糖、尿糖、尿酮体及肝、肾功能。②对有维生素 B_{12} 摄入或吸收不足倾向的患者,应每年监测血常规,每 2～3 年监测一次血清维生素 B_{12} 水平。

(六)药物相互作用

(1)本药与磺胺类药物、胰岛素合用,有协同降血糖作用,但也有资料表明,与格列本脲合用时,本药的药动学没有影响,格列本脲的曲线下面积和血药浓度峰值均降低。对 1 型及 2 型糖尿病需用胰岛素治疗者,本药与胰岛素联合应用时,需减少胰岛素的用量(开始时间少 20%～30%),以防止发生低血糖。

(2)本药可加强抗凝药(如华法林等)的抗凝作用。

(3)西咪替丁可增加本药的生物利用度,并减少肾脏清除率,两者合用时应减少本药用量。

(4)经肾小管排泌的阳离子药物(如地高辛、吗啡、普鲁卡因胺、奎尼丁、奎宁、雷尼替丁、氨苯蝶啶、甲氧苄啶和万古霉素),理论上可能与本药在肾小管竞争转运,合用时,建议密切监测,调整药物剂量。

(5)乙醇与本药同服时,会增强本药对乳酸代谢的影响,易致患者出现乳酸性酸中毒,故服用本药时应尽量避免饮酒。

(七)用法与用量

1.成人

常规剂量,口服给药,开始每次 0.25 g,每天 2～3 次,于餐中或饭后服用(肠溶制剂可于餐前服用);以后根据疗效逐渐加量,一般每天总量 1～1.5 g。每天最大剂量不超过 2 g。

2.儿童

常规剂量,口服给药:对 10～16 岁儿童,每天最高剂量为 2 g。10 岁以下儿童不推荐使用。

(八)制剂和规格

(1)盐酸二甲双胍片(胶囊):0.25 g。

(2)盐酸二甲双胍肠溶片(肠溶胶囊):0.25 g、0.5 g。

三、格列本脲

(一)药理学

本药为第二代磺胺类口服降血糖药,可促进胰岛 β 细胞分泌胰岛素,对 2 型糖尿病患者有效,有强大的降血糖作用。可降低空腹及餐后血糖、糖化血红蛋白。其作用机制为与胰岛 β 细胞膜上的磺脲受体特异性结合,使 K^+ 通道关闭,引起膜电位改变,从而使 Ca^{2+} 通道开放、细胞液内 Ca^{2+} 浓度升高,从而使促胰岛素分泌,起到降血糖作用。此外,本药尚具有改善外周组织(如肝脏、肌肉、脂肪)对胰岛素抵抗的胰外效应。

口服吸收快。口服后 2～5 小时血药浓度达峰值。蛋白结合率 95%。在肝内代谢,由肝和肾排出各约 50%。持续作用 24 小时。半衰期 10 小时。

(二)适应证

适用于单用饮食控制疗效不满意的轻、中度 2 型糖尿病(其胰岛 β 细胞有一定的分泌胰岛素功能),无急性并发症(感染、创伤、急性心梗、酮症酸中毒、高糖高渗性昏迷等),非妊娠期,无严重的慢性并发症患者。

(三)禁忌证

(1)对本药或其他磺胺类过敏者或对磺胺类药物过敏者。

(2)已明确诊断的 1 型糖尿病患者。

(3)2 型糖尿病伴有酮症酸中毒、昏迷、严重烧伤、感染、外伤和重大手术等应激情况。

(4)严重肝、肾疾病患者。

(5)严重甲状腺疾病患者。

(6)白细胞减少者。

(7)孕妇。

(四)不良反应

1.代谢/内分泌系统

主要不良反应为低血糖,在热量摄入不足、剧烈体力活动、饮酒、用量过大或与可致低血糖的药物合用时更易发生。症状较轻者,进食、饮糖水大多可缓解(这与阿卡波糖、伏格列波糖不同),但肝、肾功能不全者、年老体弱者及营养不良者和垂体功能不足者,或剂量偏大时可引起严重低血糖,严重可危及生命,导致死亡。另可见甲状腺功能低下。

2.消化道反应

消化道反应可出现上腹灼热感、食欲缺乏、恶心、呕吐、腹泻、口腔金属味,一般不严重,且多与剂量偏大有关。部分患者可因食欲增强而使体重增加。

3.肝脏损害

黄疸、肝功能异常偶见。

4.血液系统

异常少见,包括贫血(溶血性贫血及再生障碍性贫血),血小板减少、白细胞减少甚至粒细胞缺乏等。

5.变态反应

如皮疹,偶有发生致剥脱性皮炎者。

6.泌尿生殖系统

青年人夜间遗尿十分常见。

7.其他

其他可有关节痛、肌肉痛、血管炎等反应。

(五)注意事项

(1)有下列情况应慎用：①体质虚弱或营养不良者；②老年患者；③高热患者；④有肾上腺皮质功能或腺垂体功能减退者（尤其是未经激素替代治疗者）；⑤肝肾功能不全者；⑥甲状腺功能亢进者；⑦恶心、呕吐患者。

(2)本药不推荐儿童使用。

(3)本药对妊娠的影响，动物试验和临床观察证明可造成死胎或婴儿畸形，故孕妇禁用。美国FDA对本药的妊娠安全性分级为C级。

(4)本药可随乳汁分泌，哺乳期妇女不宜使用，以免授乳婴儿发生低血糖。

(5)用药前后及用药时应当检查或监测血糖、尿糖、糖化血红蛋白、血常规，以及肝、肾功能，并进行眼科检查。

(六)药物相互作用

(1)与下列药物合用，可增加低血糖的发生率：①抑制磺胺类自尿液排泄的药物，如治疗痛风的丙磺舒、别嘌醇。②延缓磺胺类代谢的药物，如H_2受体阻断药（如西咪替丁、雷尼替丁）、抗凝剂及氯霉素、咪康唑。与香豆素抗凝剂合用时，两者初始血药浓度升高，但随后血药浓度降低，故根据情况调整两药的用量。③促使磺胺类与血浆蛋白解离的药物，如水杨酸盐、贝特类降血脂药。④本身具有致低血糖的药物，如胍乙啶、奎尼丁、水杨酸盐类及单胺氧化酶抑制药。⑤β受体阻滞剂可干扰低血糖时机体的升血糖反应，阻碍肝糖原酵解，同时又可掩盖低血糖的警觉症状。⑥合用其他降血糖药物，如二甲双胍、阿卡波糖、胰岛素及胰岛素增敏药。

(2)与升高血糖的下列药物合用时，可能需要增加本药剂量：糖皮质激素、雌激素、噻嗪类利尿药、苯妥英钠、利福平等。

(3)乙醇本身具有致低血糖的作用，并可延缓本药的代谢。与乙醇合用可引起腹痛、恶心、呕吐、头痛及面部潮红，且更易发生低血糖。

(七)用法与用量

1.片剂

成人，口服，用量个体差异较大。开始时每次2.5 mg，早餐前服用，或早餐及午餐前各每次；轻症患者每次1.25 mg，每天3次，于三餐前服用。用药7天后剂量递增（每周增加2.5 mg）。一般用量为每天5~10 mg，最大用量每天不超过15 mg。

2.胶囊

成人,口服,开始时每次 1.75 mg,早餐前服用,或早餐及午餐前各 1 次。必要时每天 5.25～7 mg。最大用量每天不超过 10.5 mg。

(八)制剂和规格

(1)格列本脲片:2.5 mg。

(2)格列本脲胶囊:1.75 mg。

四、格列吡嗪

(一)药理学

本药为第二代磺胺类口服降血糖药。其作用和机制参阅"三、格列本脲"。

口服吸收较快,1～2.5 小时血药浓度达峰值,最高药效时间与进餐后血糖达高峰的时间较一致。主要经肝代谢,代谢产物无药理活性,第 1 天 97% 排出体外,第 2 天 100% 排出体外。65%～80% 经尿排出。10%～15% 由粪便中排出。清除半衰期为 3～7 小时。

(二)适应证

适用于单用饮食控制疗效不满意的轻、中度 2 型糖尿病患者(其胰岛 β 细胞有一定的分泌胰岛素功能),无急性并发症(感染、创伤、急性心梗、酮症酸中毒、高糖高渗性昏迷等),非妊娠期,无严重的慢性并发症患者。

(三)禁忌证

(1)对本药或磺胺类药过敏者。

(2)已确诊的 1 型糖尿病患者。

(3)2 型糖尿病患者伴有酮症酸中毒、昏迷、严重烧伤、感染、外伤和重大手术等应激情况。

(4)肝、肾功能不全者。

(5)白细胞减少者。

(6)肾上腺功能不全者。

(7)孕妇。

(四)不良反应

1.代谢/内分泌系统

本药导致低血糖比较罕见,可发生在以下情况:年老体弱者、体力活动者、不规则进食者、饮酒或含乙醇的饮料者、肝肾功能不佳者。

2.消化道反应

较常见的有恶心、上腹胀满等胃肠道症状。

3.血液系统

曾有报道,本药可致血液系统异常。

4.变态反应

个别患者可出现皮肤变态反应。

5.其他

较常见的有头痛。

(五)注意事项

(1)有下列情况者应慎用:体质虚弱者,伴高热、恶心、呕吐者,有消化道狭窄、腹泻者不宜使用本药控释片。

(2)尚未确定儿童用药的安全性和有效性,不推荐儿童使用。

(3)用药时应从小剂量开始,逐渐调整剂量。

(4)动物试验和临床观察证明本药可造成死胎或婴儿畸形,故孕妇禁用。美国 FDA 对本药的妊娠安全性分级为 C 级。

(5)本药可随乳汁分泌,哺乳期妇女不宜使用,以免授乳婴儿发生低血糖。

(6)用药前后及用药时应当检查或监测血糖、尿糖、血常规,以及肝、肾功能,并进行眼科检查,必要时测定糖化血红蛋白。

(六)药物相互作用

参见"三、格列本脲"。

(七)用法与用量

1.成人

(1)单用饮食疗法失败者,起始剂量为每天 2.5～5 mg,以后根据血糖和尿糖情况增减剂量,每次增减 2.5～5 mg。每天剂量超过 15 mg 者,分 2～3 次餐前服用。

(2)已使用其他口服磺胺类降糖药者,停用其他磺胺类 3 天,复查血糖后开始服用本药,从 5 mg 起逐渐加大剂量,直至产生满意的疗效。最大日剂量不超过 30 mg。

2.肾功能不全者

肾功能不全者(包括肌酐清除率低于每分钟 10 mL 者)不需要进行剂量调整,可采用保守剂量。同时在用药的初始阶段应密切监测患者的血糖、尿糖。

3.肝功能不全者

建议初始剂量为每天 2.5 mg。

4.老年人

对单次或反复给药的药动学研究显示,老年受试者的药动学参数没有明显变化,建议初始剂量为每天 2.5 mg。

(八)制剂和规格

(1)格列吡嗪片(胶囊):2.5 mg;5 mg。

(2)格列吡嗪分散片:5 mg。

第五章 泌尿科常用药

第一节 呋 塞 米

一、药物名称

中文通用名称:呋塞米。

英文通用名称:Furosemide。

二、作用机制

本药为强效的袢利尿药,能增加水和电解质(如钠、氯、钾、钙、镁、磷等)的排泄。主要通过抑制肾小管髓袢厚壁段对 NaCl 的主动重吸收,使管腔液 Na^+、Cl^- 浓度升高,而髓质间液 Na^+、Cl^- 浓度降低,从而渗透压梯度差降低,肾小管浓缩功能下降,导致水、Na^+、Cl^- 排泄增多。由于 Na^+ 重吸收减少,远端小管 Na^+ 浓度升高,促进 Na^+-K^+、Na^+-H^+ 交换增加,K^+、H^+ 排出增多。本药抑制肾小管髓袢升支粗段重吸收 Cl^- 的机制:该部位基底膜外侧存在与 Na^+-K^+-ATP 酶有关的 Na^+、Cl^- 配对转运系统,呋塞米通过抑制该系统功能而减少 Na^+、Cl^- 的重吸收。另外,本药还可能抑制近曲小管和远曲小管对 Na^+、Cl^- 的重吸收,促进远曲小管分泌 K^+。本药通过抑制亨氏袢对 Ca^{2+}、Mg^{2+} 的重吸收而增加 Ca^{2+}、Mg^{2+} 排泄。短期使用本药可增加尿酸排泄,但长期用药可引起高尿酸血症。

本药对血流动力学的影响表现在:抑制前列腺素分解酶的活性,使前列腺素含量升高,从而扩张肾血管,降低肾血管阻力,使肾血流量尤其是肾皮质深部血流量增加,这在其利尿作用中具有重要意义,也是本药用于预防急性肾衰竭的理论基础。另外,与其他利尿药不同,本药在使肾小管液流量增加的同时而不降低肾小球滤过率,原因可能是流经致密斑的 Cl^- 减少,从而减弱或阻断球-管平衡。本药能扩张肺部容量静脉,降低肺毛细血管通透性,结合其利尿作用,使回心血量减少,左心室舒张末期压力降低,有助于治疗急性左心衰竭。由于本药可降低肺毛细血管通透性,为其治疗成人呼吸窘迫综合征提供了理论依据。

三、临床应用

(1)用于水肿性疾病,包括充血性心力衰竭、肝硬化、肾脏疾病(肾炎、肾病及各种原因所致的急、慢性肾衰竭),尤其是在其他利尿药效果不佳时,应用本药可能有效。本药也可与其他药物合用于治疗急性肺水肿和急性脑水肿等。

(2)治疗高血压:本药不作为治疗原发性高血压的首选药物,但当噻嗪类药物疗效不佳,尤其当伴有肾功能不全或出现高血压危象时,本药尤为适用。

(3)预防急性肾衰竭:用于各种原因(失水、休克、中毒、麻醉意外及循环功能不全等)导致肾血流灌注不足时,在纠正血容量不足的同时及时应用本药,可减少急性肾小管坏死的机会。

(4)用于高钾血症及高钙血症。

(5)用于稀释性低钠血症,尤其是当血钠浓度低于 120 mmol/L 时。

(6)用于抗利尿激素分泌失调综合征。

(7)用于急性药物、毒物中毒,如巴比妥类药物中毒等。

四、注意事项

(一)交叉过敏

对磺胺药或噻嗪类利尿药过敏者,对本药也可能过敏。

(二)适应证

低钾血症、肝性脑病、超量服用洋地黄。

(三)慎用

(1)无尿或严重肾功能损害者。

(2)糖尿病患者。

(3)高尿酸血症或有痛风病史者。

(4)严重肝功能损害者(因水、电解质紊乱可诱发肝性脑病)。

(5)急性心肌梗死者(过度利尿可促发休克)。

(6)胰腺炎或有此病史者。

(7)有低钾血症倾向者(尤其是应用洋地黄类药物或有室性心律失常者)。

(8)红斑狼疮患者(因本药可加重病情或诱发狼疮活动)。

(9)前列腺增生者。

(四)药物对儿童的影响

本药在新生儿体内半衰期明显延长,故新生儿用药间期应延长。

(五)药物对老年人的影响

老年人应用本药时发生低血压、电解质紊乱,致血栓形成和肾功能损害的机会增多。

(六)药物对妊娠的影响

本药可通过胎盘屏障,孕妇(尤其是妊娠早期)应尽量避免使用。且本药对妊娠高血压综合征无预防作用。动物试验表明本药可致流产、胎仔肾盂积水,使胎仔死亡率升高。美国食品药品监督管理局(FDA)对本药的妊娠安全性分级为C级。

(七)药物对 NS1 的影响

本药可经乳汁分泌,哺乳妇女应慎用。

(八)用药前后及用药时应当检查或监测

用药期间随访检查:①血电解质,尤其是合用洋地黄类药物或皮质激素类药物、肝肾功能损害者;②血压,尤其是用于降压、大剂量应用或用于老年人时;③肾功能;④肝功能;⑤血糖;⑥血尿酸;⑦酸碱平衡情况;⑧听力。

五、不良反应

(一)代谢/内分泌系统

水、电解质紊乱(尤其是大剂量或长期应用时)较常见,如低钾血症、低氯血症、低氯性碱中毒、低钠血症、低钙血症,以及与此有关的口渴、乏力、肌肉酸痛、心律失常等。高血糖症较少见,可致血糖升高、尿糖阳性,尤其是糖尿病或糖尿病前期患者,可使原有糖尿病加重。

(二)心血管系统

大剂量或长期应用时可见直立性低血压、休克。

(三)消化系统

食欲缺乏、恶心、呕吐、腹痛、腹泻、胰腺炎等较少见。长期应用还可致胃及十二指肠溃疡。

(四)肝脏

肝功能损害较少见。

(五)泌尿生殖系统

高尿酸血症较少见,过度脱水可使血尿酸和尿素氮水平暂时性升高。在高钙血症时用本药,可引起肾结石。

(六)血液系统

可使骨髓抑制而导致粒细胞减少、血小板减少性紫癜和再生障碍性贫血,但较少见。

(七)中枢神经系统

少见头晕、头痛、指趾感觉异常。

(八)眼

少见视物模糊、黄视症、光敏感。

(九)耳

耳鸣、听力障碍多见于大剂量静脉快速注射本药时(注射速度在 $4\sim15$ mg/min),多为暂时性,少数为不可逆性(尤其是与其他有耳毒性的药物合用时)。

(十)肌肉骨骼

肌肉强直较少见。

(十一)变态反应

较少见。可出现皮疹、间质性肾炎,重者可致心脏停搏。

(十二)其他

尚有报道,本药可加重特发性水肿。

六、药物相互作用

(一)药物-药物相互作用

(1)与多巴胺合用,本药利尿作用加强。

(2)与氯贝丁酯(安妥明)合用,两药的作用均增强,并可出现肌肉酸痛、强直。

(3)本药能增强降压药的作用,合用时,降压药的用量应适当减少。

(4)本药可加强非去极化肌松药的作用(如氯化筒箭毒碱),这与血钾浓度下降有关。手术中如用筒箭毒碱作为肌松药,则应于术前 1 周停用本药。

(5)与两性霉素、氨基糖苷类合用,肾毒性和耳毒性增加,尤其是原有肾功能损害时。

(6)与锂剂合用时肾毒性明显增加,应尽量避免合用。

(7)与抗组胺药物合用时耳毒性增加,易出现耳鸣、头晕、眩晕。

(8)与碳酸氢钠合用发生低氯性碱中毒机会增加。

(9)本药可增强头孢噻啶、头孢噻吩和头孢乙腈的肾脏毒性。

(10)与巴比妥类药物、麻醉药合用,易引起直立性低血压。

(11)本药易引起电解质紊乱(如低钾血症),故与洋地黄类强心苷合用易致心律失常。两者合用时应补钾。

(12)服用水合氯醛后静脉注射本药,可致出汗、面色潮红和血压升高,这与甲状腺素由结合状态转为游离状态增多,从而导致分解代谢加强有关。

(13)本药与阿司匹林相互竞争肾小管分泌,故两药合用可使后者排泄减少。

(14)与卡托普利合用偶可致肾功能恶化。

(15)肾上腺皮质激素、促皮质素及雌激素能降低本药的利尿作用,并增加电解质紊乱(尤其是低钾血症)的发生率。

(16)非甾体抗炎药能降低本药的利尿作用,增加肾损害机会,这与前者抑制前列腺素合成、减少肾血流量有关。与吲哚美辛合用,可影响后者在肠道的吸收并对抗后者的升血压作用。

(17)与拟交感神经药物及抗惊厥药物合用,本药利尿作用减弱。

(18)与苯妥英钠合用,可降低本药的利尿效应达 50%。

(19)丙磺舒可减弱本药的利尿作用。

(20)本药可使尿酸排泄减少、血尿酸升高,故与治疗痛风的药物合用时,后者的剂量应适当调整。

(21)本药可降低降血糖药的疗效。

(22)本药可降低抗凝药和抗纤溶药的作用。主要与利尿后血容量下降、血中凝血因子浓度升高,以及肝脏血液供应改善、肝脏合成凝血因子增多有关。

(二)药物-乙醇/尼古丁相互作用

饮酒及含乙醇制剂能增强本药的利尿和降压作用。

(三)药物-食物相互作用

使用本药时摄入味精可协同排钾,导致低钾、低钠血症。

七、用法与用量

(一)成人

1.口服给药

(1)水肿性疾病:起始剂量为每次20~40 mg,一天1次,必要时6~8小时后追加20~40 mg,直至出现满意利尿效果。一天最大剂量可达600 mg,但一般应控制在100 mg以内,分2~3次服用。部分患者可减少至每次20~40 mg,隔天1次(或一天20~40 mg,每周连续服药2~4天)。

(2)高血压:起始剂量为一天40~80 mg,分2次服用,并酌情调整剂量。

(3)高钙血症:一天80~120 mg,分1~3次服用。

2.静脉注射

(1)水肿性疾病。①一般剂量:开始剂量为20~40 mg,必要时每2小时追加剂量,直至出现满意疗效。维持用药阶段可分次给药。②急性左心衰竭:起始剂量为40 mg,必要时每1小时追加80 mg,直至出现满意疗效。③慢性肾功能不全:一天剂量一般为40~120 mg。

(2)高血压危象:起始剂量为40~80 mg,伴急性左心衰竭或急性肾衰竭时,可酌情增加用量。

(3)高钙血症:每次20~80 mg。

3.静脉滴注

急性肾衰竭:以本药200~400 mg加入氯化钠注射液100 mL中,滴注速度不超过4 mg/min。有效者可按原剂量重复应用或酌情调整剂量,一天总量不超过1 g。利尿效果差时不宜再增加剂量,以免出现肾毒性,对急性肾衰竭功能恢复不利。

(二)儿童

(1)口服给药。水肿性疾病:起始剂量为2 mg/kg,必要时每4~6小时追加1~2 mg/kg。

(2)静脉注射。水肿性疾病:起始剂量为1 mg/kg,必要时每2小时追加1 mg/kg。一天最大剂量可达6 mg/kg。

八、制剂与规格

呋塞米片:①20 mg。②40 mg。

贮法:避光、密闭,干燥处保存。

呋塞米注射液 2 mL：20 mg。

贮法：避光、密闭，干燥处保存。

第二节 氢氯噻嗪

一、药物名称

中文通用名称：氢氯噻嗪。

英文通用名称：Hydrochlorothiazide。

二、作用机制

(1)对水、电解质排泄的影响，表现在本药可增加肾脏对尿钠、钾、氯、磷和镁等离子的排泄，减少对尿钙的排泄。本药主要抑制远曲小管前段和近曲小管(作用较轻)对氯化钠的重吸收，从而增加远曲小管和集合管的 Na^+-K^+ 交换，使 K^+ 分泌增多。其对近曲小管的作用可能与抑制碳酸酐酶的活性有关。本药还能抑制磷酸二酯酶活性，减少肾小管对脂肪酸的摄取和线粒体氧耗，从而抑制肾小管对 Na^+、Cl^- 的主动重吸收。除利尿排钠作用外，本药可能还有肾外作用机制参与降压，可能是增加胃肠道对 Na^+ 的排泄。

(2)本药对肾血流动力学和肾小球滤过功能也有影响。由于肾小管对水、Na^+ 的重吸收减少，肾小管内压力升高，以及流经远曲小管的水和 Na^+ 增多，刺激致密斑通过管-球反射，使肾内肾素、血管紧张素分泌增加，引起肾血管收缩，肾血流量下降，肾小球入球和出球小动脉收缩，肾小球滤过率也随之下降。

三、临床应用

(1)用于水肿性疾病(如充血性心力衰竭、肝硬化腹水、肾病综合征、急慢性肾炎水肿、慢性肾衰竭早期、肾上腺皮质激素和雌激素治疗所致的水、钠潴留)，可排泄体内过多的钠和水，减少细胞外液容量，消除水肿。

(2)用于原发性高血压，可单独应用于轻度高血压，或作为基础降压药与其他降压药配合使用。

(3)用于中枢性或肾性尿崩症。

(4)用于肾结石，主要是预防钙盐形成的结石。

四、注意事项

（1）交叉过敏：本药与磺胺类药物、呋塞米、布美他尼、碳酸酐酶抑制药等存在交叉过敏。

（2）适应证：对本药、磺胺类药物过敏者（国外资料）。

（3）慎用：①无尿或严重肾功能减退者（本药大剂量应用时可致药物蓄积，毒性增加）；②糖尿病患者；③高尿酸血症或有痛风病史者；④严重肝功能损害者（因本药可导致水、电解质紊乱，从而诱发肝性脑病）；⑤高钙血症患者；⑥低钠血症患者；⑦红斑狼疮患者（因本药可加重病情或诱发狼疮活动）；⑧胰腺炎患者；⑨交感神经切除者（因本药可致降压作用加强）。

（4）药物对儿童的影响：儿童用药无特殊注意事项，但慎用于患有黄疸的婴儿，因本药可使血胆红素升高。

（5）药物对老年人的影响：老年人应用本药较易发生低血压、电解质紊乱和肾功能损害。

（6）药物对妊娠的影响：本药能通过胎盘屏障，对高血压综合征无预防作用，且有可能使胎儿及新生儿产生黄疸、血小板减少等。虽然动物试验发现几倍于人类的剂量对胎仔尚未产生不良反应，但孕妇仍应慎用。美国食品药品监督管理局（FDA）对本药的妊娠安全性分级为 B 级或 D 级。

（7）药物对哺乳的影响：本药可自乳汁分泌，故哺乳期妇女不宜服用。

（8）药物对检验值或诊断的影响：可干扰蛋白结合碘的测定。

（9）用药前后及用药时应当检查或监测：用药期间应随访检查血电解质、血糖、血尿酸、血肌酸酐、血尿素氮、血压。

五、不良反应

本药大多数不良反应与剂量和疗程有关。

（一）代谢/内分泌系统

水、电解质紊乱较常见，表现为口干、恶心、呕吐和极度疲乏无力、肌肉痉挛、肌肉痛、腱反射消失等，应即停药或减量。①低钾血症：最常见的不良反应，与噻嗪类利尿药排钾作用有关，长期缺钾可损伤肾小管，严重失钾可引起肾小管上皮的空泡变性，以及引起严重快速性心律失常等异位心律。为预防应采取间歇疗法或与保钾利尿药合用或及时补充钾盐。②低氯性碱中毒或低氯、低钾性碱中毒：噻嗪类特别是氢氯噻嗪常明显增加氯化物的排泄。③低钠血症：亦不罕见，导致中枢神经系统症状及加重肾损害。④氮质血症：本药可降低肾小球滤过率，减少血容量,可加重氮质血症,对于肾功能严重损害者,可诱发肾衰竭。⑤升高血氨:本药有弱的抑制碳酸酐酶的作用,长期应用时,H^+分泌减少,尿液偏碱性。在碱性环境中,肾小管腔内的 NH_3 不能转变为 NH_4^+ 排出体外,血氨随之升高。对于肝脏功能严重损害者,有诱发肝性脑病的危险。⑥脱水,可造成血容量和肾血流量减少,也可使肾小球滤过率降低。⑦其他:可见血钙浓度升高,血磷、镁及尿钙浓度降低。

本药可使糖耐量降低、血糖和尿糖升高,可能与抑制胰岛素释放有关。一般患者停药即可恢复,但糖尿病患者病情可加重。

本药可干扰肾小管排泄尿酸,引起高尿酸血症,一般患者为可逆性,临床意义不大;有痛风史者可致痛风发作,由于通常无关节疼痛,高尿酸血症易被忽视。

长期用药可致血胆固醇、甘油三酯、低密度脂蛋白和极低密度脂蛋白水平升高,高密度脂蛋白降低,有促进动脉粥样硬化的可能。

(二)变态反应

如皮疹、荨麻疹等,但较为少见。

(三)血液

少见中性粒细胞减少、血小板减少性紫癜等。

(四)其他

可见胆囊炎、胰腺炎、性功能减退、光敏性皮炎、色觉障碍等,但较罕见。曾有发生肝内阻塞性黄疸而致死的报道。长期应用可出现乏力、倦怠、眩晕、食欲缺乏、恶心、呕吐、腹泻及血压降低等症状,减量或调节电解质失衡后症状即可消失。

六、药物相互作用

(一)药物-药物相互作用

(1)与降压药(如利血平、胍乙啶、可乐定等)合用,利尿、降压作用均加强。

(2)与多巴胺合用,利尿作用加强。

(3)与单胺氧化酶抑制药合用,可加强降压效果。

(4)与阿替洛尔有协同降压作用,两药联用控制心率效果优于单独应用阿替洛尔。

(5)溴丙胺太林可明显增加本药的胃肠道吸收。

(6)与非去极化肌松药(如氯化筒箭毒碱)合用,可增强后者的作用。其机制与本药使血钾降低有关。

(7)与维生素 D 合用,可升高血钙浓度。

(8)与二氮嗪合用,可加重血糖增高。

(9)与 β 受体阻滞剂合用,可增强对血脂、尿酸和血糖的影响。

(10)与锂制剂合用,可减少肾脏对锂的清除,升高血清锂浓度,加重锂的肾毒性。

(11)与碳酸氢钠合用,可增加发生低氯性碱中毒的危险。

(12)与金刚烷胺合用,可产生肾毒性。

(13)与酮色林合用,可发生室性心律不齐。

(14)与吩噻嗪类药物合用,可导致严重的低血压或休克。

(15)与巴比妥类药、血管紧张素转换酶抑制药合用,可引起直立性低血压。

(16)肾上腺皮质激素、促皮质素、雌激素、两性霉素 B(静脉用药)等药物能降低本药的利尿作用,增加发生电解质紊乱(尤其是低钾血症)的危险。

(17)非甾体抗炎药(尤其是吲哚美辛),能降低本药的利尿作用,其作用机制可能与前者抑制前列腺素合成有关;与吲哚美辛合用时,还可引起急性肾衰竭。本药与阿司匹林合用,可引起或加重痛风。

(18)考来烯胺(消胆胺)能减少胃肠道对本药的吸收,故应在口服考来烯胺1 小时前或4 小时后服用本药。

(19)与拟交感胺类药合用,利尿作用减弱。

(20)与氯磺丙脲合用,可降低血钠浓度。

(21)本药可降低抗凝药的抗凝作用,主要是因为利尿后机体血容量下降,血中凝血因子浓度升高,以及利尿使肝脏血液供应改善,合成凝血因子增多。

(22)本药可升高血糖水平,同用降血糖药时应注意调整剂量。

(23)与乌洛托品合用,乌洛托品转化为甲醛受抑制,疗效下降。

(24)因本药可干扰肾小管排泄尿酸,使血尿酸升高,故本药与抗痛风药合用时,应调整后者剂量。

(25)在用本药期间给予静脉麻醉药羟丁酸钠,或与利托君、洋地黄类药物、胺碘酮等合用可导致严重的低钾血症。本药引起的低血钾可增强洋地黄类药物、胺碘酮等的毒性。

(26)与甲氧苄啶合用,易发生低钠血症。

(27)可降低丙磺舒作用,两药合用时应加大丙磺舒的用量。

(28)过多输入氯化钠溶液可消除本药的降压利尿作用。

(二)药物-乙醇和/或尼古丁相互作用

乙醇与本药合用,因扩张血管降低循环血流量,易发生直立性低血压。

(三)药物-食物相互作用

(1)食物能增加本药吸收量,这可能与药物在小肠的滞留时间延长有关。

(2)咸食可拮抗本药的降压利尿作用。

七、用法与用量

(一)成人

口服给药。

1.水肿性疾病

(1)一般用量:一天25～100 mg,分1～3次服用,需要时可增至一天100～200 mg,分2～3次服用。为预防电解质紊乱及血容量骤降,宜从小剂量(一天12.5～25 mg)用起,以后根据利尿情况逐步加量。近年多主张间歇用药,即隔天用药或每周1～2次用药,或连续服药3～4天,停药3～4天,以减少不良反应。

(2)心源性水肿:开始用小剂量,一天12.5～25 mg,以免因盐及水分排泄过快而引起循环障碍或其他症状;同时注意调整洋地黄用量,以免因钾的丢失而导致洋地黄中毒。

2.高血压病

单用本药时,一天25～100 mg,分1～2次服用,并按降压效果调整剂量;与其他抗高血压药合用时,每次10 mg,一天1～2次。

(二)老年人

老年人可从每次12.5 mg,一天1次开始,并按降压效果调整剂量。

(三)儿童

口服给药:一天1～2 mg/kg或30～60 mg/m^2,分1～2次服用,并按疗效调整剂量。<6个月的婴儿剂量可按一天3 mg/kg。

八、制剂与规格

氢氯噻嗪片:10 mg、25 mg和50 mg。

贮法:遮光、密闭保存。

第三节 螺 内 酯

一、药物名称

中文通用名称:螺内酯。

英文通用名称:Spimnolactone。

二、作用机制

本药为低效利尿药,结构与醛固酮相似,为醛固酮的竞争性抑制剂。作用于远曲小管和集合管的皮质段部位,阻断 Na^+-K^+ 和 Na^+-H^+ 交换,使 Na^+、Cl^- 和水排泄增多,K^+、Mg^{2+} 和 H^+ 排泄减少,但对 Ca^{2+} 和 P^{3+} 的作用不定。由于本药仅作用于远曲小管和集合管,对肾小管其他各段无作用,故利尿作用较弱。此外,本药对肾小管以外的醛固酮靶器官也有作用,对血液中醛固酮增高的水肿患者作用较好,反之,醛固酮浓度不高时则作用较弱。

三、临床应用

(1)与其他利尿药合用,治疗心源性水肿、肝硬化腹水、肾性水肿等(其目的在于纠正上述疾病伴发的继发性醛固酮分泌增多),也用于特发性水肿的治疗。

(2)用于原发性醛固酮增多症的诊断和治疗。

(3)用于高血压的辅助治疗。

(4)与噻嗪类利尿药合用,增强利尿效应,预防低钾血症。

四、注意事项

(1)适应证:①高钾血症;②肾衰竭。

(2)慎用:①无尿或肾功能不全者;②肝功能不全者(因本药引起电解质紊乱,可诱发肝性脑病);③低钠血症者;④酸中毒者(一方面酸中毒可加重或促发本药所致的高钾血症,另一方面本药可加重酸中毒);⑤乳房增大或月经失调者。

(3)药物对老年人的影响:老年人用本药较易发生高钾血症和利尿过度,应慎用。

(4)药物对妊娠的影响:本药可通过胎盘,但对胎儿的影响尚不清楚,孕妇慎用为宜,且用药时间宜短。美国 FDA 对本药的妊娠安全性分级为 C 级。

(5)药物对哺乳的影响:本药的代谢物坎利酮可从乳汁分泌,哺乳妇女慎用。

(6)药物对检验值或诊断的影响:本药可使荧光法测定血浆皮质醇浓度升高,故取血前4～7天应停用本药或改用其他测定方法。

(7)用药前后及用药时应当检查或监测:用药前应检查患者血钾浓度(但在某些情况血钾浓度并不能代表机体内钾含量,如酸中毒时钾从细胞内转移至细胞外而易出现高钾血症,酸中毒纠正后血钾即可下降)。用药期间也必须密切随访血钾浓度和心电图。

五、不良反应

(1)常见的不良反应:①高钾血症最为常见,尤其是单独用药、进食高钾饮食、与钾剂或含钾药物(如青霉素钾等)合用及存在肾功能损害、少尿、无尿时。②胃肠道反应,如恶心、呕吐、胃痉挛和腹泻,尚有报道可致消化性溃疡。

(2)少见的不良反应有以下几项。①低钠血症:单用时少见,与其他利尿药合用时发生率增高。②抗雄激素样作用或对其他内分泌系统的影响,如长期服用本药可致男性乳房发育、阳痿、性功能低下;可致女性乳房胀痛、声音变粗、毛发增多、月经失调、性功能下降。

(3)中枢神经系统:如长期或大剂量服用本药可发生行走不协调、头痛等。

(4)罕见的不良反应:①变态反应,出现皮疹、呼吸困难。②暂时性血清肌酸酐、尿素氮升高,主要与过度利尿、有效血容量不足、肾小球滤过率下降有关。③轻度高氯性酸中毒。④有长期服用本药和氢氯噻嗪后发生乳腺癌的报道。

(5)此外,本药尚可使血浆肾素、血镁、血钾升高,尿钙排泄可能增多,而尿钠排泄减少。

六、药物相互作用

药物-药物相互作用如下。

(1)多巴胺能增强本药的利尿作用。

(2)与引起血压下降的药物合用,可增强利尿和降压作用。

(3)与噻嗪类利尿药或汞剂利尿药合用可增强利尿作用,并可抵消噻嗪类利尿药的排钾作用。

(4)与下列药物合用时,高钾血症发生率增加,如含钾药物、库存血(含钾30 mmol/L,如库存10天以上含钾可达65 mmol/L)、血管紧张素转换酶抑制剂、血管紧张素Ⅱ受体拮抗药、环孢素等。

(5)本药可使地高辛等强心苷的半衰期延长而引起中毒。

(6)与氯化铵、考来烯胺合用易发生代谢性酸中毒。

（7）与锂盐合用时，由于近端小管对 Na^+ 和 Li^+ 的重吸收，可使血锂浓度升高，应避免合用。

（8）与肾毒性药物合用，可增加肾毒性。

（9）非甾体抗炎药（尤其是吲哚美辛）能降低本药的利尿作用，两者合用时肾毒性增加。

（10）与葡萄糖胰岛素液、碱剂、钠型降钾交换树脂合用，可减少高钾血症的发生。

（11）肾上腺皮质激素（尤其是具有较强盐皮质激素作用者）、促皮质素能减弱本药的利尿作用，而拮抗本药的保钾作用。

（12）雌激素可引起水、钠潴留，合用时会减弱本药的利尿作用。

（13）甘珀酸钠、甘草类制剂具有醛固酮样作用，可降低本药的利尿作用。

（14）拟交感神经药物可降低本药的降压作用。

（15）本药可使血糖升高，不宜与抗糖尿病药合用。

（16）本药能明显降低口服双香豆素的抗凝血作用，应避免同时使用。

（17）与右丙氧芬合用，可出现男性乳房女性化和皮疹。

七、用法与用量

（一）成人

口服给药。

1.水肿性疾病

开始时，一天 40～120 mg，分 2～4 次服用，至少连服 5 天，以后酌情调整剂量。

2.高血压

开始时，一天 40～80 mg，分次服用，至少用药 2 周，以后酌情调整剂量（但不宜与血管紧张素转换酶抑制剂合用，以免增加高钾血症的发生率）。

3.原发性醛固酮增多症

手术前患者，一天 100～400 mg，分 2～4 次服用。不宜手术的患者，则选用较小剂量维持。

4.诊断原发性醛固酮增多症

长期试验，一天 400 mg，分 2～4 次服用，连用 3～4 周。短期试验，一天 400 mg，分 2～4 次服用，连用 4 天。

（二）老年人

老年人对本药较敏感，开始用量宜偏小。

（三）儿童

口服给药：治疗水肿性疾病，开始时，一天 1～3 mg/kg 或 30～90 mg/m²，单次或分 2～4 次服用，连用 5 天后酌情调整剂量。一天最大剂量为 3～9 mg/kg 或 90～270 mg/m²。

八、制剂与规格

螺内酯片 20 mg。

贮法：密封，置干燥处保存。

螺内酯胶囊 20 mg。

贮法：遮光、密封保存。

第六章　生殖科常用药

第一节　性激素类药及避孕药

性激素是性腺分泌的激素,主要包括睾丸分泌的雄激素、卵巢分泌的雌激素和孕激素,均属于甾体化合物(类固醇)。临床上应用的性激素类药是上述性激素的人工合成品及其衍生物,多为甾体化合物。性激素类药除用于治疗某些疾病外,目前主要用作避孕药。

性激素类药像性激素一样,通过相应的性激素受体发挥作用。性激素受体位于细胞核内,是可溶性 DNA 结合蛋白,可调节特定基因的转录,是转录因子超家族成员。性激素类药进入细胞后,可直接穿越核膜,与特异性受体结合,使后者在结构上发生构象变化,作用于 DNA,影响转录和蛋白质合成,引起相应的生物学效应。

一、雄激素类药及抗雄激素类药

雄激素类药包括天然雄激素及其衍生物。雄激素类药通过提高体内雄激素类化合物的血浆浓度,使雄激素受体的生物活性增强,主要治疗垂体疾病、睾丸疾病和睾丸切除造成的男性性功能低下和男性青春期发育迟缓。抗雄激素类药主要通过阻断雄激素受体、抑制雄激素生物转化、降低雄激素受体的活性及减少血浆雄激素类化合物的浓度发挥作用,主要用于男性性功能亢进、前列腺癌等的治疗。

(一)雄激素类药

雄激素类药包括天然雄激素睾酮或称睾丸素及其人工合成的衍生物,临床应用的雄激素制剂多为人工合成的睾酮及其衍生物。雄激素类药按化学结构分为 17α-烷基取代物和 17-羟基酯化衍生物两类,前者有甲睾酮、氟甲睾酮等,后者有丙酸睾酮、十一酸睾酮等。

1.体内过程

睾酮口服易被肝脏迅速破坏,生物利用度低,因此口服无效。其主要在肝脏代谢,代谢物与葡萄糖醛酸或硫酸结合失去活性,经肾排泄。此外,睾酮还可在某些靶器官在 5α-还原酶的作用下转化成活性更强的二氢睾酮发挥作用。人工合成的雄激素类药物与睾酮相比,17-羟基酯化衍生物极性较低,可植于皮下或溶于油剂中肌内注射,吸收缓慢,作用持久。17α-烷基取代物口服有效,生物利用度高,如甲睾酮可口服或舌下给药,是临床常用药物。

2.药理作用及机制

雄激素类药物进入精囊、附睾、前列腺、肾脏、骨骼肌和皮肤等组织的靶细胞内,在 5α-还原酶的作用下转化为 5α-双氢睾酮,与睾酮一起作为雄激素,与雄激素受体结合,并可在芳香酶作用下转化为雌二醇,与雌激素受体结合。

(1)对生殖系统的作用:促进男性性征和生殖器官发育,并保持其成熟状态。大剂量睾酮可抑制垂体前叶分泌促性腺激素(负反馈),使睾丸雄激素合成减少,对女性可减少雌激素分泌。此外,尚有抗雌激素作用。

(2)同化作用:雄激素能明显地促进蛋白质合成(同化作用),减少氨基酸分解(异化作用),使肌肉增长,体重增加,降低氮质血症,同时出现水、钠、钙、磷潴留现象。

(3)提高骨髓造血功能:在骨髓造血功能低下时,大剂量雄激素通过促进肾脏分泌促红细胞生成素,直接兴奋骨髓合成亚铁血红素,提高骨髓造血功能,促进红细胞生成。

(4)免疫增强作用:促进免疫球蛋白合成,增强机体免疫和巨噬细胞功能,有一定的抗感染能力,此外尚有糖皮质激素样抗炎作用。

(5)心血管系统调节作用:雄激素通过激活雄激素受体和耦联 K^+ 通道,对心血管系统有良好的调节作用,表现为影响脂质代谢,降低胆固醇;调节凝血和纤溶过程;通过血管内皮细胞使血管平滑肌舒张,降低血管张力。

3.临床应用

(1)睾丸功能不全:垂体疾病、睾丸疾病、睾丸切除、无睾症或类无睾症、男性青春期发育迟缓等可致睾丸功能不全,男性性功能减退,可用睾酮或其酯类进行替代治疗。

(2)功能性子宫出血:利用雄激素类药物抗雌激素作用,使子宫平滑肌及其血管收缩,内膜萎缩而止血。对绝经期综合征较为合适,也可用于子宫肌瘤。对严重出血病例,可用己烯雌酚、黄体酮和丙酸睾酮等三种混合物作注射,以收止血之效,停药后则出现撤退性出血。

(3)晚期乳腺癌:对晚期乳腺癌或乳腺癌转移者,采用雄激素治疗可使部分病例得到缓解,可能与其抗雌激素作用有关,也可能通过抑制垂体促性腺激素的分泌,减少卵巢分泌雌激素。此外,雄激素尚有抗催乳素刺激乳腺癌的作用。治疗效果与癌细胞中雌激素受体含量有关,受体浓度高者,疗效较好。

(4)贫血:慢性再生障碍性贫血及其他贫血用丙酸睾酮或甲睾酮可使骨髓功能改善,特别是红细胞生成加速,但起效较慢,一般用药2~4个月起效,疗程5~8个月,部分病例停药后易复发。

(5)虚弱:雄激素有同化作用,小剂量可治疗各种消耗性疾病、骨质疏松、生长延缓、肌萎缩等,加快恢复。

4.不良反应及禁忌

(1)女性患者长期应用可能引起痤疮、多毛、声音变粗、闭经、乳腺退化、性欲改变等男性化现象。男性患者可发生性欲亢进,此外,由于雄激素在性腺外组织可转化为雌激素,可引起男性女性化,如乳房肿大。

(2)多数雄激素均能干扰肝内毛细胆管的排泄功能,引起黄疸,肝功能不良者慎用。

孕妇及前列腺癌患者禁用。因有水、钠潴留作用,肾炎、肾病综合征、高血压及心力衰竭患者慎用。

(二)抗雄激素类药

凡能对抗雄激素生理效应的药物均称为抗雄激素类药,包括雄激素合成抑制剂、5α-还原酶抑制剂、雄激素受体阻断剂。常用的抗雄激素药有环丙孕酮和非那雄胺。

1.环丙孕酮

环丙孕酮为17α-羟孕酮类化合物,具有较强的孕激素作用,反馈性抑制下丘脑-垂体系统,使LH、FSH水平降低,进而使睾酮分泌减少;还可阻断雄激素受体,抑制内源性雄激素的作用。可降低男性性欲及性功能,抑制性腺功能,用于降低男性倒错的性欲,不能手术的前列腺癌。可减轻女性多毛症、雄激素依赖性脱发及增高的皮脂腺功能,用于妇女多毛症、痤疮和秃发等。

不良反应有头痛、贫血、胃肠道反应。能减少精子生成,产生不正常精子,导致男性不育,停药后可恢复。女性治疗期间排卵受到抑制也可引起不孕。大剂量引起肝损害,治疗期间,应定期检查肝功。因其抑制性功能和性发育,故禁用于未成年人。

2.非那雄胺

非那雄胺为 5α-还原酶的特异性抑制剂,能抑制外周睾酮转化为二氢睾酮,减少血液和前列腺等组织中二氢睾酮水平,发挥抗雄激素作用,对雄激素受体无亲和力。

前列腺的生长发育和良性增生依赖于二氢睾酮,非那雄胺通过降低血液和前列腺组织中的二氢睾酮水平而抑制前列腺增生,改善良性前列腺增生的临床症状。

不良反应主要表现为性欲降低、男性乳房发育及精液减少。

二、雌激素类药及抗雌激素类药

雌激素主要由卵巢和胎盘分泌,肾上腺皮质和睾丸也能产生少量雌激素。雌激素类药有天然和人工合成两类。有些雌激素合成制剂具有抗雌激素作用。

(一)雌激素类药

雌激素类药包括天然雌激素及人工合成的雌激素类化合物,天然雌激素是卵巢分泌的雌二醇(estradiol,E2),其在肝脏易被氧化成雌酮(estrone,E1),血浆及尿中的雌三醇(estriol,E3)是上述物质的代谢产物。目前临床常用的雌激素类药多为雌二醇的衍生物,按化学结构分为两类:①甾体雌激素类药,如炔雌醇、炔雌醚、苯甲酸雌二醇及戊酸雌二醇等。雌三醇的雌激素样活性较雌二醇弱,其长效衍生物为尼尔雌醇。近年来,结合型雌激素妊马雌酮(结合雌激素,倍美力)应用日益广泛,它是从妊娠马尿中提取的一种水溶性天然结合型雌激素或人工合成,含雌酮硫酸钠和孕烯雌酮硫酸钠。②非甾体雌激素类药,如己烯雌酚、己烷雌酚等。

1.体内过程

天然雌二醇可经消化道吸收,但易被肝脏破坏,主要采用肌内注射和外用。代谢产物部分以葡萄糖醛酸及硫酸结合的形式从肾脏排出,部分从胆道排泄并形成肝肠循环。人工合成的炔雌醇、炔雌醚或己烯雌酚等在肝内破坏较慢,口服吸收好,作用较持久。酯类衍生物如苯甲酸雌二醇,肌内注射吸收缓慢,作用时间延长。

2.药理作用及机制

雌激素与靶器官细胞核中的雌激素受体(estrogen receptor,ER)结合而发挥作用。ER在全身分布广泛,主要分布于下丘脑-垂体-卵巢轴上。ER有ER_α和ER_β两种亚型,其基因定位于不同染色体上。ER_α和ER_β在配体结合域和转录激活域存在明显的差异,但它们在DNA结合域的高度同源性,提示两种受体能识别相同的DNA序列,因而能调节许多相同的靶基因。女性下丘脑内ER表达高于男性;青春期前ER_β型占优势,成年后ER_α型占优势。ER_α足量表达于女性生殖器官,如子宫、阴道和卵巢;ER_β高表达于前列腺及卵巢,肺、骨骼、脑及脉管系统表达较少。未结合配体的ER在细胞核内以单体存在,雌激素与ER结合后再与特殊序列的核苷酸——雌激素反应因子结合形成ER-DNA复合物。该复合物募集辅激活因子,包括类固醇受体辅激活因子-1和其他蛋白,引起组蛋白乙酰化,进而引起靶基因转录和相应蛋白质合成,发挥各种药理作用。

(1)对未成年女性:雌激素能促使女性第二性征和性器官发育成熟,如子宫发育、乳腺腺管增生及脂肪分布变化等。

(2)对成年女性:除保持女性性征外,还参与形成月经周期。

(3)排卵和乳腺分泌:小剂量雌激素,特别是在孕激素配合下,促进促性腺激素释放,促进排卵;较大剂量时,则通过负反馈机制减少促性腺激素分泌,抑制排卵。小剂量雌激素促进乳腺导管及腺泡生长发育;大剂量抑制催乳素作用,使乳汁分泌减少。此外还有对抗雄激素的作用。

(4)代谢:促进肾小管对水、钠的重吸收,有轻度水、钠潴留作用;能增加骨骼钙盐沉积,加速骨骺闭合;大剂量可使甘油三酯和磷脂升高而胆固醇降低,增加高密度脂蛋白;也使糖耐量降低。

(5)其他:雌激素对心脏和神经系统具有保护作用,并有促进凝血作用。

3.临床应用

雌激素主要用于围绝经期替代治疗、化疗和作为避孕药的组成成分。

(1)绝经期综合征:绝经期综合征(更年期综合征)是指绝经期妇女垂体与卵巢的内分泌平衡失调,雌激素分泌减少,垂体促性腺激素分泌增多,出现一系列内分泌失调症状。雌激素可抑制垂体促性腺激素的分泌从而减轻各种症状。

(2)骨质疏松:雌激素可抑制破骨细胞活性,减少骨质重吸收,对老年骨质疏松症有一定疗效。

(3)老年性阴道炎、阴道干燥症和泌尿生殖道肥大等,局部用药有效。

(4)卵巢功能不全和闭经:雌激素可促进外生殖器、子宫及第二性征的发育,用于原发性或继发性卵巢功能低下。与孕激素类合用,可产生人工月经周期。

(5)功能性子宫出血:雌激素促进子宫内膜增生,修复出血创面而止血,也可适当配伍孕激素,以调整月经周期。

(6)回乳及乳房胀痛:部分妇女停止授乳后可发生乳房胀痛,大剂量雌激素干扰泌乳素对乳腺的刺激作用,抑制泌乳,克服胀痛,俗称回奶。

(7)晚期乳腺癌:能缓解绝经5年以上的乳腺癌患者的症状。研究表明乳腺癌的发生可能与内源性雌酮有关,绝经后卵巢停止分泌雌二醇,而肾上腺分泌的雄烯二酮在周围组织可转化为雌酮,其对乳腺的持续作用,可能是导致乳腺癌的重要原因。大剂量雌激素抑制垂体前叶分泌促性腺激素,减少雌酮的产生。另外,雌激素还可竞争雌激素受体。但绝经前乳癌患者禁用,因雌激素可促进乳腺肿瘤生长。

(8)前列腺癌:较大剂量雌激素抑制垂体促性腺激素分泌,使睾丸萎缩,抑制雄激素的产生,同时又有抗雄激素作用,使前列腺癌症状改善,肿瘤病灶缩小或退化。

(9)避孕:见避孕药。

(10)痤疮:青春期痤疮是由于雄激素分泌过多,刺激皮脂腺分泌,引起腺管阻塞并继发感染。雌激素能抑制雄激素分泌并拮抗其作用。

4.不良反应及禁忌

雌激素剂量较大时,可出现剂量依赖性不良反应。

(1)消化道症状:常见恶心、食欲缺乏,早晨较多见。从小剂量开始,逐渐增加剂量可减轻反应;改用注射剂则此种反应较轻。

(2)致癌:长期大量应用可引起子宫内膜过度增生,发生子宫出血,故慎用于有子宫内膜炎者;绝经后雌激素替代疗法可增加子宫癌的发病率;妊娠初3个月服用己烯雌酚或其他雌激素可提高阴道癌和宫颈癌发病率,甚至使出生的女孩在青春期患阴道腺癌。

(3)代谢:大剂量可引起水、钠潴留;长期大量使用可引起高血压、水肿及加重心力衰竭。

(4)其他:本药在肝灭活,可引起胆汁淤积性黄疸。

(5)妊娠期不应使用雌激素,以免胎儿发育异常。

(二)抗雌激素类药

抗雌激素类药是一类具有抑制或减弱雌激素作用的药物。目前临床常用氯底酚胺和他莫昔芬。

1.氯底酚胺

氯底酚胺也称氯米芬,属非甾体抗雌激素药,为三苯乙烯衍生物,与己烯雌酚的化学结构相似。

(1)药理作用与机制:氯底酚胺是选择性雌激素受体调节剂,能与雌激素受体结合,有较弱的雌激素活性和较强的抗雌激素作用,能促进人的垂体前叶分泌促性腺激素,从而诱使排卵,与其能在下丘脑竞争雌激素受体、消除内源性雌激素的负反馈作用有关。对男性则有促进精子生成的作用。

(2)临床应用:氯底酚胺可用于治疗无排卵的不孕症、避孕药引起的闭经及月经紊乱、多囊卵巢、功能性子宫出血、乳房纤维囊性疾病和晚期乳癌等,也用于精子缺乏的男性不育症。

(3)不良反应:不良反应的发生一般与所用剂量有关,常见的有卵巢肿大和囊肿形成、面部潮红(与绝经期综合征相似)、腹部和盆腔不适或疼痛。此外,还有恶心、头晕、乳胀、体重增加、短暂的视觉模糊、可逆性脱发、失眠、精神抑郁和肝功异常。

氯底酚胺可使多胎发生率增加。动物试验证明本品可致畸胎,一旦受孕应立即停药。连续服用大剂量可引起卵巢肥大,卵巢囊肿患者禁用。

2.他莫昔芬

他莫昔芬(tamoxifen,TMX)也称三苯氧胺,为非甾体抗雌激素药,其结构与雌激素相似,有 E 型和 Z 型两个异构体,E 型具有弱雌激素活性,Z 型具有抗雌激素作用。他莫昔芬 Z 型异构体能与乳腺癌细胞的雌激素受体结合,抑制雌激素依赖性肿瘤细胞的增殖。主要用于晚期、复发及不能手术治疗的乳腺癌,尤其是绝经期高龄患者的首选药物;也用于乳腺癌术后转移的辅助治疗,预防复发;此外,尚可用于乳腺增生的短期治疗。其不良反应有胃肠道反应;生殖系统反应表现为月经失调、子宫内膜增生、阴道出血等;偶见肝功异常和白细胞、血小板减少;大剂量长期应用可致视力障碍,如白内障。

三、孕激素类药及抗孕激素类药

孕激素类药多为黄体酮及其衍生物,主要用于体内孕激素分泌不足所致的各种疾病,也可用于避孕。孕酮受体阻断剂和3β-羟基甾体脱氢酶抑制剂具有抗孕激素作用。

(一)孕激素类药

孕激素类药包括天然孕激素孕酮(progesterone,P4)和人工合成的孕激素药物。临床应用的孕激素类药主要是人工合成品及其衍生物,按化学结构可分为两大类:①17α-羟孕酮类,从黄体酮衍生而得,如甲羟孕酮(甲孕酮,安宫黄体酮)、甲地孕酮、氯地孕酮及长效的己酸羟孕酮,其活性类似内源性激素;②19-去甲基睾酮类,由炔孕酮衍生而来,如炔诺酮、炔诺孕酮、左炔诺孕酮、孕二烯酮等。19-去甲基睾酮衍生物除具有孕激素活性外,还具有部分雄激素活性。

1.体内过程

孕酮口服后在胃肠及肝迅速被破坏,生物利用度低,故需注射给药。血浆中的黄体酮大部分与血浆蛋白结合,游离的仅占3%,其代谢产物主要与葡萄糖醛酸结合,从肾排出。人工合成的炔诺酮、甲地孕酮等作用较强,在肝破坏较慢,可以口服,是避孕药的主要成分。油溶液肌内注射可发挥长效作用。

2.药理作用及机制

孕激素通过与孕酮受体(progesterone receptor,PR)结合发挥作用。PR有PR_A和PR_B两种亚型。孕酮与其受体结合后,受体磷酸化,募集辅助激活因子,或直接与通用转录因子相互作用,引起蛋白质构象改变,产生效应。PR_B介导孕酮的刺激效应,PR_A则抑制PR_B及其他激素受体的转录活性。在月经周期中,PR_A和PR_B的比例不断变化,PR_A存在于整个月经周期中,而PR_B则出现于卵泡中期,在黄体早期明显降低。

(1)生殖系统。①子宫:月经后期,在雌激素作用的基础上,使子宫内膜继续增厚、充血、腺体增生并分支,由增殖期转为分泌期,有利于孕卵的着床和胚胎发育;妊娠期,松弛子宫平滑肌,抑制子宫收缩,降低子宫对缩宫素的敏感性,有保胎作用;抑制宫颈上皮分泌黏液,减少精子进入子宫。②输卵管:抑制输卵管节律性收缩和纤毛生长。③阴道:加快阴道上皮细胞脱落。④乳房:与雌激素一起促使乳腺腺泡发育,为哺乳做准备。⑤排卵:大剂量可抑制垂体前叶LH的分泌,从而抑制卵巢排卵。

(2)代谢:竞争性对抗醛固酮,促进Na^+和Cl^-的排泄并利尿;促进蛋白质分解,增加尿素氮排泄;诱导肝药酶,促进药物代谢。

(3)神经系统。①升高体温:孕酮通过下丘脑体温调节中枢影响散热过程,使月经周期的黄体相基础体温较高;②中枢抑制和催眠。

3.临床应用

孕激素主要用于激素替代治疗、化疗和避孕。

(1)黄体功能不足。①功能性子宫出血:因黄体功能不足所致子宫内膜不规则的成熟与脱落而引起子宫出血时,应用孕激素类可使子宫内膜协调一致地转为分泌期,停药后3~5天发生撤退性出血。②先兆流产与习惯性流产:由于黄体功能不足所致的先兆流产与习惯性流产,疗效不确实;19-去甲睾酮类具有雄激素作用,可使女性胎儿男性化,黄体酮有时也可能引起生殖器畸形,现已不主张使用,仅在确因孕激素分泌过低的先兆流产才考虑使用。

(2)痛经和子宫内膜异位症:孕酮可抑制排卵并减轻子宫痉挛性收缩从而止痛,也可使异位的子宫内膜萎缩退化。与雌激素制剂合用,疗效更好。

(3)化疗。①子宫内膜癌:大剂量孕酮可通过负反馈抑制下丘脑和腺垂体,诱导肝药酶促进雄激素降低,减少其转变为雌二醇,减少雌激素生成,使子宫内膜癌体萎缩;②前列腺肥大或癌症:大剂量孕酮还可反馈抑制腺垂体分泌间质细胞刺激素,减少睾酮分泌,促进前列腺细胞萎缩退化。

(4)避孕:单独或与雌激素联合应用(见避孕药)。

4.不良反应

较少,偶见头晕、恶心及乳房胀痛等;长期应用可引起子宫内膜萎缩、子宫出血、月经量减少甚至停经,并易诱发阴道真菌感染。有些不良反应与雄激素活性有关,如性欲改变、多发或脱发、痤疮;大剂量使用 19-去甲睾酮类可致肝功能障碍,女性胎儿男性化,胎儿生殖器畸形。

(二)抗孕激素类药

抗孕激素类药通过干扰孕酮与受体结合或抑制其合成发挥抗孕激素作用。常用药物分两类:①孕激素受体阻滞剂:如米非司酮、孕三烯酮、利洛司酮等;②3β-羟基甾体脱氢酶抑制剂:如环氧司坦、曲洛司坦等。

1.米非司酮

米非司酮为第一个孕酮受体阻滞剂,其对子宫内膜孕酮受体的亲和力比黄体酮强 5 倍,从而产生较强的抗孕酮作用,无孕激素、雌激素、雄激素和抗雌激素活性,有一定的抗糖皮质激素活性。

米非司酮具有抗早孕作用,主要用于妊娠第 1～3 个月的药物性流产,其能明显增加妊娠子宫对前列腺素的敏感性,与前列腺素类药物序贯用药,可提高完全流产率。米非司酮可对抗黄体酮对子宫内膜的作用,具有抗着床作用,单用可作为房事后紧急避孕的有效措施。

不良反应有恶心、乏力、下腹痛、头晕、乳房胀、头痛、呕吐等,但发生率低,症状较轻微,无须处理。

2.环氧司坦

环氧司坦为 3β-羟基甾体脱氢酶(体内孕酮合成不可缺少的酶)抑制剂,能抑制卵巢和胎盘孕酮的合成,降低体内孕酮水平,导致流产。临床用于抗早孕,与前列腺素合用,效果更好。

四、避孕药

避孕药是阻碍受孕或防止妊娠的一类药物,使用避孕药是目前避孕方法中的一种安全、有效、使用方便、较理想的避孕方法。

生殖过程包括精子和卵细胞的形成与成熟、排卵、受精、着床以及胚胎发育等多个环节。阻断其中任何一个环节都可以达到避孕和终止妊娠的目的。这些环节多发生在女性体内,故目前常用的避孕药大多属于女性避孕药,包括复方甾体激素和具有杀精作用的外用避孕药,男性避孕药较少。

(一)甾体避孕药

甾体避孕药由不同类型的雌激素和孕激素配伍组成,包括口服的短效或长效制剂、长效注射剂、事后避孕药和探亲避孕药。制剂剂型有片剂、膜剂、丸剂、油制注射剂和缓释剂,近年来研制成模拟月经周期中内分泌变化的多相口服避孕药,每个服药周期摄入的雌激素和孕激素量降低,长期用药更安全。

1.药理作用及机制

(1)抑制排卵:外源性雌激素和孕激素通过负反馈机制抑制下丘脑 GnRH 的释放,从而减少 FSH 分泌,使卵泡的生长成熟过程受到抑制,同时孕激素又抑制 LH 释放,阻碍卵子的成熟和排卵。停药后,垂体前叶产生和释放 FSH 和 LH,以及卵巢排卵功能都可很快恢复。

(2)抗着床:孕激素有抗雌激素作用,干扰子宫内膜正常增生,腺体少而内膜萎缩,与胚胎发育不同步,不适宜受精卵着床。

(3)其他:除上述作用外,此类药物还可干扰生殖过程的其他环节,如可能影响子宫和输卵管的正常活动,以致受精卵不能适时地到达子宫;孕激素使宫颈黏液变得更黏稠,量减少,拉丝度降低,精子不易进入子宫腔,影响卵子受精。

2.临床应用

(1)短效口服避孕药:如复方炔诺酮片(口服避孕片I号)、复方甲地孕酮片(口服避孕片II号)及复方炔诺孕酮甲片等。从月经周期第 5 天开始,每晚 1 片,连服 22 天,不能间断。一般于停药后 2～4 天发生撤退性出血,形成人工月经周期。下次服药仍从月经来潮第 5 天开始,如停药 7 天仍未来月经,则应立即服下一周期的药物。偶尔漏服,应于 24 小时内补服 1 片,且警惕有妊娠可能。

(2)长效口服避孕药:以长效雌激素炔雌醚与不同孕激素如炔诺孕酮或氯地孕酮等配伍而成的复方片剂。用法是从月经来潮当天算起,第 5 天服 1 片,最初两次间隔 20 天,以后每月服1次,每次 1 片。

(3)长效注射避孕药:如复方己酸孕酮注射液(避孕针1号)和复方甲地孕酮注射液。第一次于月经周期第5天深部肌内注射2支,以后每隔28天或于每次月经周期的第11～12天注射1支。一般于注射后12～16天月经来潮。

(4)事后避孕药:用于无避孕措施或避孕失败后预防妊娠的补救措施(又称紧急避孕),常用的有左炔诺孕酮(毓婷,安亭)、米非司酮(弗乃尔)。左炔诺孕酮用法:在无避孕措施的性生活或避孕失败后72小时(3天)内服毓婷1片(0.75 mg),12小时后再服1片。米非司酮用法:在无避孕措施的性生活或避孕失败后72小时内服1片米非司酮(25 mg),服药越早越好,最好空腹或进食2小时后服用。注意事后避孕药仅作为紧急情况下的一种补救措施,偶尔使用,不能作为长期避孕措施。紧急避孕失败而妊娠者,新生儿畸形发生率高,必须终止妊娠。

(5)探亲避孕药:也称抗着床避孕药,本类药物主要使子宫内膜发生各种功能和形态变化,不利于孕卵着床。我国多用大剂量炔诺酮(探亲避孕片,每片5 mg)、甲地孕酮(探亲1号,每片2 mg)或双炔失碳酯(53号抗孕片)。本类药物主要优点是其应用不受月经周期的限制。一般于同居当晚或事后服用,14天以内必须连服14片,如超过14天,应接服Ⅰ号或Ⅱ号口服避孕药。探亲避孕药不能作为长期避孕措施,每年使用不超过2次。

(6)避孕药缓释系统:将孕激素(黄体酮、炔诺孕酮、甲羟孕酮、甲地孕酮等)与某些具备缓慢释放性能的高分子化合物(称缓释剂)制备成多种剂型,在体内持续地释放低剂量的避孕药,从而达到长效避孕作用。目前已在临床使用的避孕缓释系统有皮下埋植剂、阴道环、含药宫内节育器、微球或微囊注射剂等。如含黄体酮宫内节育器于月经后第3～7天时,经阴道从宫颈外口置入宫腔底部,每只含黄体酮38 mg,每天缓慢释放50～60 μg,试用期1年。

(7)多相片剂:为了使服用者的性激素水平近似正常月经周期水平,减少经期出血的发生率,可将避孕药制成多相片剂,如炔诺酮双相片、三相片和炔诺孕酮三相片。

炔诺酮双相片:开始10天每天服1片含炔诺酮0.5 mg和炔雌醇0.035 mg的片剂,后11天每天服1片含炔诺酮1 mg和炔雌醇0.035 mg的片剂,很少发生突破性出血是其优点。

炔诺酮三相片:开始7天每天1片,含炔诺酮0.5 mg,中期7天和最后7天分别含炔诺酮0.75 mg和1 mg,炔雌醇含量均为0.035 mg,其效果较双相片更佳。

炔诺孕酮三相片:开始6天每天1片,含炔诺孕酮0.05 mg和炔雌醇0.03 mg,中期5天每片含炔诺孕酮0.075 mg和炔雌醇0.04 mg,后10天每片含炔诺孕酮

0.125 mg 和炔雌醇 0.03 mg。这种服法更符合人体内源性激素的变化规律,临床效果更好。

3.不良反应

不良反应的发生与避孕药中雌孕激素的比例、类型、剂型及给药途径有关。

(1)类早孕反应:少数妇女在用药初期可出现轻微的类早孕反应,如恶心、呕吐及择食等。由雌激素引起,坚持用药 2～3 个月可减轻或消失。

(2)子宫不规则出血:较常见于用药后最初几个周期中,轻者点滴出血,不用处理,随服药时间延长可逐渐停止。流血偏多者,每晚可加服炔雌醇,直至停药。流血近似月经量则停止服药,作为 1 次月经来潮,于出血第 5 天开始服用下一周药物,或更换避孕药物。

(3)月经失调:服用短效避孕药常出现经量减少或闭经,有不正常月经史者较易发生。如连续 2 个月闭经,应停药。服长效口服避孕药经量增多,经期延长,出血较多时可用止血药,必要时注射丙酸睾酮。应用长效注射避孕药,常可出现月经不规则,如经期延长、经量多、周期缩短、不规则出血或闭经,多见于用药第 1～3 个月。

(4)乳汁减少:少数哺乳妇女乳汁分泌减少。

(5)凝血功能亢进:本类药物可诱发血栓性静脉炎、肺栓塞或脑血管栓塞等。

(6)其他:少数人可见肝功能轻度损伤,部分妇女体重增加,少数人前额及面部皮肤发生色素沉着。

4.禁忌证及应用注意

(1)急慢性肝炎、肾炎、雌激素依赖性肿瘤、糖尿病、血栓性疾病、充血性心力衰竭、严重高血压患者禁用。

(2)服药期间受孕应终止妊娠,要求生育时应停药半年后再孕,以防生育畸胎。

(3)哺乳期妇女不宜使用,避孕药可使乳汁分泌减少,并降低乳汁的质量,还能进入乳汁,对乳儿产生不良影响。

(4)用药期间同时服用利福平、苯巴比妥、苯妥英钠等肝药酶诱导剂,可加速甾体避孕药在肝脏代谢;长期口服广谱抗菌药,减少肠道菌丛,抑制肠道中雌激素结合物水解,妨碍雌激素吸收。

(二)外用避孕药

常用的外用避孕药多是一些具有较强杀精作用的药物,制成胶冻、片剂或栓剂等,放入阴道后,药物自行溶解而散布在子宫颈表面和阴道壁,发挥杀精子作用,故也叫杀精剂。它的优点是使用方便,不影响内分泌和月经,如正确使用,效果也很好。

非离子型表面活性剂壬苯醇醚是目前公认杀精效果最强的杀精子药,对精子细胞膜有破坏作用,改变精子细胞渗透性,从而使精子失去活力或杀死精子。此外,尚有抗病毒作用。

本类药物还有孟苯醇醚、辛苯醇醚等。

(三)男性避孕药

目前,世界上还没有一个成熟的男性避孕药可供广泛使用,研究较多的有棉酚、雄激素、孕激素-雄激素复合剂和环丙氯地孕酮。

棉酚是从锦葵科植物草棉、树棉或陆地棉成熟种子、根皮中提取的一种多元酚类物质,我国学者先发现它有抗生育作用,并在国内进行大量研究及临床试用。

棉酚破坏睾丸生精上皮细胞,以精子细胞和精母细胞最为敏感,导致精子畸形、死亡,直至无精子。临床上男性服药 4 个月后均出现无精子或极少精子,且不活动;停药后药效可持续 3～5 周,以后逐渐恢复生育功能。棉酚作为男性避孕药使用存在的主要问题是发生低血钾肌无力症和永久性无精子症,虽然发生率很低,但限制了它的广泛推广使用。

棉酚除用作口服男用避孕药外,还用于治疗妇科疾病,如月经过多或失调、子宫肌瘤、子宫内膜异位症等。

第二节　子宫平滑肌兴奋药

本类药物主要能选择性地兴奋子宫平滑肌,由于药物的不同、剂量的不同及子宫的生理状态不同,用药后可表现为子宫节律性收缩或强直性收缩。引起子宫节律性收缩的药物,可用于产前的催产、引产;引起子宫强直性收缩的药物,则多用于产后止血或产后子宫复原。此外,有些药物也用于人工流产。

一、缩宫素

(一)别称

催产素,奥赛托星。

(二)制剂与规格

包括：①缩宫素注射液,0.5 mL：2.5 U、1 mL：5 U、1 mL：10 U。②注射用缩宫素,5 U、10 U。③缩宫素滴鼻液,1 mL：5 U、1 mL：10 U、1 mL：40 U。④缩宫素鼻喷雾剂,5 mL：200 U(每喷 0.1 mL,相当于 4 U)。

(三)作用与应用

本品能直接兴奋子宫平滑肌,加强子宫的收缩力,增加子宫收缩频率。其收缩强度取决于用药剂量及子宫所处的生理状态。小剂量(2～5 U)本品加强子宫(特别是妊娠末期子宫)的节律性收缩,其收缩性质与正常分娩相似,使子宫底部产生节律性收缩,对子宫颈则产生松弛作用,有利于胎儿顺利娩出;大剂量(5～10 U)使子宫产生持续强直性收缩,不利于胎儿娩出。子宫平滑肌对缩宫素的敏感性受性激素的影响,雌激素能提高子宫平滑肌对缩宫素的敏感性,孕激素则降低子宫对缩宫素的敏感性。在妊娠早期,孕激素水平高,缩宫素对子宫平滑肌收缩作用较弱,可保证胎儿安全发育;在妊娠后期,雌激素水平高,故妊娠后期的子宫较敏感,特别在临产时子宫对缩宫素的反应更敏感,有利于胎儿娩出,故此时只需小剂量即可达到引产、催产的目的。缩宫素还可通过作用于乳腺腺泡周围的肌上皮细胞,刺激乳腺平滑肌,使乳腺导管收缩,促进排乳,但不能增加乳汁分泌量。用于:①引产、催产、产后出血及子宫复原不全。②缩宫素激惹试验,了解胎盘储备功能。③经鼻给药促排乳。

(四)用法与用量

包括:①引产或催产,静脉滴注,每次 2.5～5 U,加入 5％葡萄糖注射液 500 mL 稀释后缓慢静脉滴注(10～30 滴/分,开始时更须慢滴,以 8～10 滴/分为宜),根据宫缩和胎儿情况随时调节。最快每分钟不超过 0.02 U,通常为 0.002～0.005/min。如静脉滴注太快,可使子宫强直收缩,而致胎儿死于宫内、胎盘早期剥离或子宫破裂。②防治产后出血及促进子宫复原,将本品 5～10 U 加于 5％葡萄糖注射液中静脉滴注,每分钟滴注 0.02～0.04 U,胎盘娩出后可肌内注射 5～10 U。③子宫出血,肌内注射每次 5～10 U,极量每次 20 U。④催乳,滴鼻液在哺乳前 2～3 分钟滴鼻,1 次 3 滴;或少量喷于每侧或两侧鼻孔内。⑤缩宫素激惹试验,试验剂量同引产,用稀释后的缩宫素作静脉滴注,直到 10 分钟内出现 3 次有效宫缩。此时注意胎心变化,若为阴性说明胎儿耐受力好;阳性者则应分析原因,尽早结束分娩。

(五)注意事项

包括:①对本品过敏者、三胎以上的经产妇、横位、骨盆过窄、产道受阻、胎位异常、明显头盆不称、完全性前置胎盘、脐带先露或脱垂、前置血管、胎儿窘迫、宫缩过强、瘢痕子宫、需立即手术的产科急症、子宫收缩乏力长期用药无效患者禁用。用高渗盐水终止妊娠的流产、胎盘早剥、严重妊娠高血压综合征、心脏病、临界性头盆不称、子宫过大、曾有宫腔内感染史、受过损伤的难产史、子宫或宫颈曾经手术治疗(包括剖宫产史)、子宫颈癌、部分前置性胎盘、早产、胎头未衔接、臀位、胎位或胎儿的先露部位不正常、孕妇年龄超过 35 岁者慎用。②不良反应较少,很少发生变态反应,偶见恶心、呕吐、血压下降等。大剂量时可导致子宫强直性收缩,压迫子宫肌层血管,阻断胎盘的血流量,可使胎儿窒息而死或子宫破裂,故要严格掌握用量和静脉滴注速度。③用于催产时必须指征明确,以免产妇和胎儿发生危险。④静脉滴注时需使用滴速调节器控制用量,滴速应根据患者的具体情况而定。⑤遇有子宫收缩乏力,注药时间不宜超过 6 小时。⑥骶管阻滞时用缩宫素可发生严重的高血压,甚至脑血管破裂。⑦用药前和用药时需检查及监护子宫收缩的频率、持续时间及程度;孕妇的脉搏及血压;骨盆大小及胎儿先露下降情况;静止期间子宫肌张力;出入液量的平衡,尤其是长时间使用了缩宫素;胎儿心率;胎儿成熟度。⑧不能同时多途径给药或并用多种缩宫药。

(六)药物相互作用

包括:①与麦角制剂(如麦角新碱)合用时有增加子宫收缩的作用。②环丙烷等碳氢化合物吸入全麻时,使用缩宫素可导致产妇出现低血压、窦性心动过缓和/或房室节律失常。恩氟烷浓度>1.5%,氟烷浓度>1%吸入全麻时,子宫对缩宫素的效应减弱。恩氟烷浓度>3%,可使本品效应消失,并可致子宫出血。③其他缩宫药与本品同时用可使子宫张力过高,产生子宫破裂和/或宫颈撕裂。

二、垂体后叶

(一)别称

垂体素,脑垂体后叶素,垂体后叶素,必妥生,催生针。

(二)制剂与规格

包括:①垂体后叶注射液,0.5 mL∶3 U、1 mL∶6 U、2 mL∶3 U、2 mL∶6 U。②垂体后叶粉吸入剂,1 g。

(三)作用与应用

本品含有缩宫素,小剂量可增强子宫的节律性收缩,大剂量能引起强直性收缩,使子宫肌层内血管受压迫而起止血作用。其作用较麦角制剂快,而维持时间短(约 0.5 小时),故常与麦角制剂合用(其作用可持续 1 小时以上)。所含加压素有抗利尿和升压作用。由于有升高血压作用,现产科已少用。加压素能直接收缩小动脉及毛细血管(尤其是内脏血管),可降低门静脉压和肺循环压力,有利于血管破裂处血栓形成而止血。还能使肾小管和集合管对水分的重吸收增加。用于产后出血、产后子宫复原不全、促进宫缩引产(已少用)、肺出血、食管及胃底静脉曲张破裂出血和尿崩症等。

(四)用法与用量

包括:①产后出血,必须在胎儿和胎盘均已娩出之后方可肌内注射 10 U。如作预防性应用,可在胎儿前肩娩出后立即静脉注射 10 U。②临产阵缩弛缓不正常者(偶也用于催生,但须谨慎),将 5～10 U 本品以 5% 葡萄糖注射液 500 mL 稀释后缓慢静脉滴注,并严密观察宫缩情况,适时调整滴速。

(五)注意事项

包括:①对本品过敏或有过敏史者,心力衰竭、肺源性心脏病、高血压、动脉硬化、冠心病患者,胎位不正、骨盆过窄、产道阻碍及有剖宫史等孕妇禁用。②用药后可引起血压升高、尿量减少、尿急,如出现面色苍白、出汗、心悸、胸闷、腹痛、荨麻疹、支气管哮喘、过敏性休克等,应立即停药。③因对子宫颈有强烈的兴奋作用,且有升压作用,故不宜用于催产、引产。④静脉滴注时应注意药物浓度及滴速,一般为每分钟 20 滴。滴速过快或静脉推注均易引起腹痛或腹泻。⑤处理产后子宫出血时,应在胎盘娩出后给药。

(六)药物相互作用

包括:①本品与麦角制剂(如麦角新碱)合用时有增强子宫收缩的作用。②本品中含有的缩宫素与肾上腺素、硫喷妥钠、麻醉乙醚、氟烷、吗啡等同用时会减弱子宫收缩作用。

三、麦角新碱

(一)别称

地施利尔。

(二)制剂与规格

包括:①马来酸麦角新碱注射液,1 mL：0.2 mg、1 mL：0.5 mg。②麦角新碱片,0.2 mg、0.5 mg。

(三)作用与应用

麦角生物碱类能选择性地兴奋子宫平滑肌,起效迅速,作用强而持久。与缩宫素不同的是,剂量稍大即引起包括子宫体和子宫颈在内的子宫平滑肌强直性收缩(对子宫体和子宫颈的兴奋作用无明显差别),妊娠后期子宫对其敏感性增强,因此不适用于催产和引产。用于治疗产后子宫出血、产后子宫复原不全(加速子宫复原)、月经过多等。

(四)用法与用量

包括:①肌内或静脉注射,1次0.2～0.5 mg,必要时每隔2～4小时重复1次,但最多限定5次。静脉注射时可用25％葡萄糖注射液20 mL稀释。②静脉滴注,1次0.2 mg,加入5％葡萄糖注射液500 mL稀释,缓慢滴入。③口服,产后子宫复原不全,1次0.2～0.5 mg,1天2～3次,共2～3天。④子宫肌层或子宫颈注射,剖宫产时可直接注射子宫肌层0.2 mg;产后或流产后止血可在子宫颈注射0.2 mg(注射子宫颈左右两侧)。极量1次0.5 mg,1天1 mg。

(五)注意事项

包括:①对本品过敏者,妊娠高血压、冠心病患者,在胎儿及胎盘未剥离娩出前(否则可使胎盘嵌留宫腔内)禁用。肝、肾功能不全,血管硬化,高血压,血管痉挛,闭塞性周围血管病,妊娠高血压综合征,脓毒症患者慎用。②由于用药时间短,不良反应少见。部分患者用药后可发生恶心、呕吐、出冷汗、面色苍白等反应。静脉给药时可出现头痛、头晕、耳鸣、腹痛、恶心、呕吐、胸痛、心悸、呼吸困难、心率过缓,故不宜以静脉注射作为常规使用。也有可能突然发生严重的高血压,在用氯丙嗪后症状可以有所改善,甚至消失。③下列不良反应虽少见,但应注意:如由于冠状动脉痉挛所致的胸痛、血压突然升高引起的严重头痛、皮肤瘙痒、四肢痛或腰痛、手足苍白发冷、两腿无力、呼吸短促(可能是变态反应)。④如使用不当,可能发生麦角中毒,表现为持久腹泻、手足和下肢皮肤苍白发冷、心跳弱、持续呕吐、惊厥。⑤麦角制剂间显示交叉变态反应,患者不能耐受其他麦角制剂,同样也不能耐受本品。⑥如胎儿娩出前使用本品,可能发生子宫强直性收缩,以致胎儿缺氧或颅内出血。⑦本品能经乳汁排出,使婴儿可能出现麦角样毒性反应;又可能抑制泌乳,故哺乳期妇女不宜用。⑧服用本品期间禁止吸烟过多,以免引起血管收缩或痉挛。⑨子宫复原不全时常伴有宫腔内感染,单用麦角制剂有使感染扩散的危险,一般应联合应用抗感染药。

(六)药物相互作用

包括:①与缩宫素、其他麦角制剂有协同作用,不宜合用。②麻醉乙醚、氟烷、硫喷妥钠、吗啡等可减弱本品的子宫收缩作用。③不得与血管收缩药(包括局麻药液中的肾上腺素)同用。④不宜与升压药合用,否则会使血压升高,引起剧烈头痛。

四、麦角流浸膏

(一)制剂与规格

麦角流浸膏:约含生物碱(以麦角毒碱计)0.06%。

(二)作用与应用

主要用于产后出血,促使子宫早期复旧,并预防产后并发症。

(三)用法与用量

口服:1次0.5～2 mL,1天3～4次,至多连服2天。极量1次4 mL,1天12 mL。

(四)注意事项

包括:①单用麦角制剂可能导致感染扩散,故同时应加用抗菌药物。②久置后效力渐减,需密闭、避光和热等。

五、地诺前列酮

(一)别称

前列腺素 E_2,地诺前列腺素,普洛舒定,普洛舒定 E_2,普贝生,普比迪,PGE_2。

(二)制剂与规格

包括:①地诺前列酮注射液,2 mg(每支另附碳酸钠溶液1 mg及0.9%氯化钠注射液10 mL)。②地诺前列酮阴道栓,10 mg。③地诺前列酮控释阴道栓,10 mg。④地诺前列酮凝胶,3 g:0.5 mg、3 g:1 mg、3 g:2 mg。

(三)作用与应用

本品为天然前列腺素(PG)。PGE_2 不同于缩宫素,它对各期妊娠子宫均有兴奋作用,且作用比较温和。但各期妊娠子宫对 PGE_2 的敏感性不一致,足月妊娠子宫反应最敏感。PGE_2 所致的强烈子宫收缩因影响胎盘血液供应和胎盘功能而发生流产。阴道栓放入阴道后 10 分钟开始宫缩,作用持续 2~3 小时,平均流产时间为 17 小时(12~24 小时)。对子宫颈有软化及扩张作用,可用于人工流产手术前扩张宫颈。可使支气管平滑肌舒张。对下丘脑体温调节中枢有升温作用,用药后体温可升高 1~2 ℃。用于中期妊娠引产、足月妊娠引产和早期妊娠治疗性流产,对妊娠毒血症(先兆子痫、高血压)、妊娠合并心肾疾病、过期妊娠、妊娠死胎、水泡状胎块、羊膜早破、高龄初产妇等均可应用。

(四)用法与用量

1.催产

普通阴道栓,1 次 3 mg,置于阴道后穹隆深处,6~8 小时后若产程无进展,可再放置 1 次。

2.引产

(1)静脉滴注法:将本品 2 mg 和所附碳酸钠(1 mg)溶液各 1 支加入 10 mL 0.9%氯化钠注射液中,摇匀使成稀释液后加入 5%葡萄糖注射液 500 mL 中缓慢静脉滴注,对中期妊娠引产滴速一般为 4~8 $\mu g/min$(每分钟 15~30 滴),对足月或过期妊娠引产滴速一般为 1 $\mu g/min$(每分钟 3~4 滴)。

(2)宫腔内羊膜腔外注射法(中期妊娠引产):将本品 2 mg 和所附碳酸钠(1 mg)溶液各 1 支加入 10 mL 0.9%氯化钠注射液中,摇匀备用。给药时 1 次 0.2 mg,每 2 小时 1 次。给药 3 小时后,可酌情加用适量缩宫素,以加速产程进展。

(3)宫颈内给药(用于足月或近足月孕妇引产前,为促进宫颈成熟):凝胶(含本品 0.5 mg)徐徐注入宫颈管内(低于宫颈内口,不要将凝胶注入子宫峡部),注完后嘱孕妇平卧 15~30 分钟,以减少凝胶的流失。如宫颈/子宫对初次剂量无反应,可于 6 小时后重复给药,但24 小时内不超过 1.5 mg。

(4)阴道给药:①凝胶剂,用于具有理想引产条件的足月或近产期孕妇的引产,将凝胶(含本品 1 mg)注入阴道后穹隆深处,需平卧至少 30 分钟,以减少药物流出。如果需要,6 小时后重复给药 1 mg(如有反应)或 2 mg(如无反应)。②控释阴道栓,适用于需要引产的足月孕妇,促使宫颈成熟或使宫颈继续成熟。将控释栓剂 1 次 10 mg 置入阴道后穹隆深处平卧 2 小时。该药定量释放 PGE_2 0.3 mg/h,持续 12 小时,12 小时后或出现规律性宫缩时取出。

3.产后出血

将本品注射液 5 mg 用所附的稀释液稀释后溶于氯化钠注射液中,缓慢静脉滴注(开始宜慢,以后可酌情加快)。

(五)注意事项

包括:①对前列腺素或所含成分过敏、妊娠晚期头盆不称、胎位异常、可疑胎儿宫内窘迫者、羊膜已破、有子宫手术史、多胎妊娠或多胎经产(3 次以上足月产)、有难产史和创伤性分娩者、子宫收缩过强或过度反应者、盆腔炎或有此病史、妊娠期间不明原因的阴道出血、溃疡性结肠炎及青光眼患者禁用。有贫血史、哮喘史、癫痫病史、高血压病史、糖尿病史、心血管疾病史、肝病史、肾病史、活动性肺部疾病、宫颈硬化、子宫纤维瘤、宫颈炎和阴道炎患者视情况慎用或禁用。②常见腹泻、恶心、呕吐、发热(常在用药后 15～45 分钟出现,停药或药栓取出后 2～6 小时恢复正常)。少见畏寒、头痛、发抖;流产发生后第 3 天出现畏寒或发抖、发热。静脉滴注时,少数患者可出现静脉炎,停药后自行消失。③用量过大或合用其他缩宫药可使子宫痉挛或张力过高,甚至挛缩,因而导致宫颈撕裂、宫颈后方穿孔、子宫破裂和/或大出血。④用药后如果产程进展缓慢,可加用适量缩宫素,以加快产程进展,缩短产程时间。⑤在催产、引产用药时需注意严密观察子宫收缩频率、时间、张力和强度等;应测量体温、脉搏和血压等。根据子宫收缩情况随时调整给药剂量。若出现宫缩过强,则立即停药,必要时给予抑制宫缩药物,如利托君、特布他林等。⑥流产或分娩后常规检查宫颈,及时发现宫颈裂伤,予以修补。⑦动物试验表明,某些前列腺素对胎仔有致畸作用,故用前列腺素阴道栓终止妊娠失败后,必须改用其他方法终止妊娠。

(六)药物相互作用

本品与其他静脉用催产药和产后止血药如缩宫素、卡贝缩宫素、麦角新碱、甲麦角新碱等合用,可能使子宫过度兴奋,导致子宫痉挛,甚至软产道损伤、子宫破裂,故不应与以上药物合用。

六、米索前列醇

(一)别称

喜克溃,喜克馈,米索普特,米索普鲁斯托尔。

(二)制剂与规格

包括:①米索前列醇片,100 μg、200 μg。②双氯芬酸钠米索前列醇片(奥湿克),双氯芬酸钠 50 mg,米索前列醇 200 μg。

(三)作用与应用

本品为前列腺素(PGE₁)类似物。具有抑制胃酸分泌和胃黏膜保护作用。对妊娠子宫有明显的收缩作用,且口服有效。近年发现与米非司酮合用,抗早孕有良好效果。单用于中期引产,效果不好,一般均与米非司酮联合应用。不良反应较硫前列酮、卡前列甲酯轻,且使用方便。口服半小时可达最大效应,半衰期为 20～40 分钟。用于胃及十二指肠溃疡及抗早孕、中期妊娠引产。

(四)用法与用量

口服:①抗早孕,孕妇在服用米非司酮 36～48 小时后,1 次口服本品 400 μg。②中期妊娠引产,先顿服米非司酮 200 mg,36 小时后在阴道后穹隆放置本品 600 μg(3 片)。如 24 小时后无规律性宫缩或宫缩较弱,则再次阴道放置本品 600 μg。在服用米非司酮 36～48 小时后,1 次口服本品 500 μg。自第 1 次应用本品后 48 小时内未排出胎儿者,属于引产失败,需改用其他方法。

(五)注意事项

包括:①对前列腺素类药物过敏,前置胎盘、宫外孕、盆腔感染发热、宫颈炎或阴道炎、瘢痕子宫患者,青光眼、眼压高、哮喘、心脏病、心肌病、有心血管病史者禁用。②不良反应主要有腹泻、恶心、呕吐、头痛、眩晕等。部分有手心发痒、皮疹、体温升高等变态反应。③有宫颈炎或阴道炎者应治疗后再引产。④用药时应密切观察宫缩及产程进展。如遇宫缩过强,为避免子宫损伤可用前列腺素拮抗药,如阿司匹林、吲哚美辛等。⑤产程进展很快的初产妇,胎儿排出后需检查宫颈阴道段有无裂伤。⑥本品不能用于催产,也不能与缩宫素合用。

七、吉美前列素

(一)别称

前列腺素类似物,ONO-802。

(二)制剂与规格

吉美前列素栓:1 mg。

(三)作用与应用

本品为 PGE₁ 衍生物,能强烈收缩子宫平滑肌,而对消化道平滑肌、血压等的影响小。还有软化和扩张子宫颈管的作用,其效力大于 PGF₂。用于抗早孕、扩宫颈、中期引产、堕死胎。平均引流产时间为 10 小时 10 分钟,成功率为 90%。

(四)用法与用量

阴道给药:①抗早孕,每次 1 mg,放入阴道后穹隆处,每 3 小时 1 次,1 天 1～5 次。如与米非司酮合用,先口服米非司酮 1 天 150 mg,连服 4 天,然后阴道给予本品 1 mg,共 2 次。②扩宫颈,于负压吸宫或子宫检查前 3 小时阴道后穹隆处放入 1 mg。③中期引产、堕死胎或子宫内容物,于阴道后穹隆处 1 次 1 枚(1 mg),每 3～6 小时给药 1 次,一般给药后 10 分钟即可有宫缩。如宫缩不强,可每 2 小时给药 1 次;如 3 小时宫缩很好,可延长给药时间;当宫口已开大并建立规律性宫缩,可停止给药。如 30 小时后无效,可重复 1 个疗程。每个疗程放置栓剂不应超过 5 枚。

(五)注意事项

包括:①用药禁忌证以及用药后产程观察和胎儿排出后宫颈检查等项均与米索前列醇相同。②主要有腹痛、腹泻、恶心、呕吐、潮红、头痛和发热等,但并不严重,一般不必处理。③其他参见米索前列醇。

第七章 血液科常用药

第一节 抗 贫 血 药

贫血是指循环血液中红细胞数量或血红蛋白含量低于正常。按照病因及发病机制的不同可分为缺铁性贫血、巨幼红细胞性贫血和再生障碍性贫血。缺铁性贫血由铁缺乏引起,可通过补充铁剂进行治疗;巨幼红细胞性贫血由叶酸或维生素 B_{12} 缺乏所致,采用补充叶酸或维生素 B_{12} 的治疗方法。

一、铁剂

铁是人体必需的元素,是构成血红蛋白、肌红蛋白和组织酶系,如过氧化酶、细胞色素 C 等所必需。人体每天至少需要 15 mg 铁,所需的铁有两个来源:①外源性铁,从食物中获得,每天摄取 10~15 mg 即可;②内源性铁,由红细胞破坏后释放出来,每天约 25 mg,是机体重要的铁来源。当机体铁的摄入量不足,或胃肠道吸收障碍,或慢性失血造成机体铁缺乏时,可影响血红蛋白的合成而引起贫血,应及时补充铁剂。

常见的铁剂如下:口服铁剂有硫酸亚铁、枸橼酸铁铵、富马酸亚铁及注射铁剂有山梨醇铁和右旋糖酐铁。

(一)药理作用

铁是红细胞成熟阶段合成血红素必需物质。吸收到骨髓的铁,吸附在有核红细胞膜上并进入细胞内的线粒体,与原卟啉结合后所形成的血红素再与珠蛋白结合,即形成血红蛋白。

(二)体内过程

食物中的铁以 Fe^{2+} 形式吸收,而 Fe^{3+} 则很难吸收,只有经胃酸、维生素 C 或食物中还原物质(如果糖、半胱氨酸等)作用下,转为还原型 Fe^{2+},才能在十二指肠和空肠上段吸收。吸收入肠黏膜细胞中的 Fe^{2+},部分转为 Fe^{3+},与去铁铁蛋白结合为铁蛋白后进行贮存;另一部分则进入血浆,立刻被氧化为 Fe^{3+},并与转铁蛋白(transferrin,Tf)的 β_1 球蛋白的两个铁结合位点进行结合形成复合物。该复合物与胞质膜上的转铁蛋白受体结合,通过胞饮作用进入细胞。铁分离后,转铁蛋白被释放出细胞外循环使用。铁主要通过肠道、皮肤等含铁细胞脱落而排出体外。

(三)临床应用

治疗缺铁性贫血,慢性失血性贫血(月经过多、痔疮出血和子宫肌瘤等)、营养不良、妊娠、儿童生长发育期引起的缺铁性贫血,疗效甚佳。铁剂治疗 4～5 天血液中网织红细胞数即可上升,7～12 天达高峰,4～10 周血红蛋白恢复正常。为使体内铁贮存恢复正常,待血红蛋白正常后需减半继续服药 2～3 个月。

(四)不良反应

口服铁剂最常见的不良反应是胃肠道刺激症状,如恶心、呕吐、上腹痛和腹泻等,Fe^{3+} 比 Fe^{2+} 多见。此外,铁与肠腔中硫化氢结合,减少后者对肠壁刺激可引起便秘、黑便。注射用铁剂可有局部刺激症状,产生皮肤潮红、头昏、荨麻疹、发热和关节痛等变态反应,严重者可发生心悸、胸闷和血压下降。小儿误服 1 g 以上铁剂可引起急性中毒,表现为头痛、头晕、恶心、呕吐、腹泻和惊厥,甚至死亡。急救措施为用 1%～2% 碳酸氢钠洗胃,并以特殊解毒剂去铁胺灌胃,以结合残存的铁。

二、叶酸类

叶酸又称蝶酰谷氨酸,是由蝶啶、对氨苯甲酸、谷氨酸三部分组成,在动、植物食品中广泛分布。动物细胞自身不能合成叶酸,因此,人体所需叶酸只能直接从食物中摄取。

(一)药理作用

叶酸进入体内后,在二氢叶酸还原酶的作用下,转化为四氢叶酸,作为一碳单位移位酶的辅酶,参与机体多种物质的合成,如嘌呤、胸嘧啶核苷酸等。一旦叶酸缺乏,DNA 合成受阻,骨髓幼红细胞内 DNA 合成减少,细胞分裂速度减慢。

(二)体内过程

口服叶酸经肠黏膜主动吸收后,少部分经还原及甲基化转化为甲基四氢叶酸,大部分以原形经血液循环进入肝脏等组织,与细胞膜受体结合后进入细胞内,其中有 80％以 N_5-甲基四氢叶酸形式贮存于肝内。叶酸及其代谢产物主要经肾排泄,少部分由胆汁经粪便排泄,部分经重吸收形成肝肠循环。

(三)临床应用

(1)各种巨幼红细胞性贫血、妊娠期和婴儿期因对叶酸的需要量增加所致的营养性巨幼红细胞性贫血,以叶酸治疗为主,辅以维生素 B_{12}。

(2)巨幼红细胞性贫血:用于二氢叶酸还原酶抑制剂,如甲氨蝶呤、乙氨嘧啶和甲氧苄啶等所致的巨幼红细胞性贫血。因四氢叶酸生成障碍,必须用甲酰四氢叶酸钙治疗。

(3)单用叶酸或与维生素 B_{12} 联合使用治疗高同型半胱氨酸血症。

(4)对缺乏维生素 B_{12} 所致的恶性贫血,大剂量叶酸仅能纠正血象,但不能改善神经损害症状。故治疗时以维生素 B_{12} 为主,叶酸为辅。

三、维生素 B_{12}

维生素 B_{12}(vitamin B_{12},钴胺素)是一类含钴的水溶性 B 族维生素。由于钴原子所带基团不同,维生素 B_{12} 以多种形式存在,如氰钴胺素、羟钴胺素、甲钴胺素和 5-脱氧腺苷胺素,后两者是维生素 B_{12} 的活化型,也是血液中存在的主要形式。药用的维生素 B_{12} 为性质稳定的氰钴胺素和羟钴胺素。

(一)药理作用

维生素 B_{12} 是细胞分裂和维持神经组织髓鞘完整所必需的。体内维生素 B_{12} 主要参与下列两种代谢过程。

(1)同型半胱氨酸甲基化生成蛋氨酸反应,催化这一反应的蛋氨酸合成酶(或称甲基转移酶)的辅基为维生素 B_{12},它参与甲基的转移。维生素 B_{12} 缺乏时,N_5-甲基四氢叶酸上的甲基不能转移,导致蛋氨酸生成受阻,一方面影响四氢叶酸的再循环,使得叶酸代谢循环受阻,导致叶酸缺乏症。另一方面导致同型半胱氨酸堆积,产生高同型半胱氨酸血症。

(2)5-脱氧腺苷钴胺素是甲基丙二酰 CoA 变位酶的辅酶,能催化甲基丙二酰 CoA 转变为琥珀酰 CoA,后者可进入三羧酸循环。当维生素 B_{12} 缺乏时,甲基丙二酰 CoA 大量堆积,后者结构与脂肪酸合成的中间产物丙二酰 CoA 相似,结果合成了异常脂肪酸,并进入中枢神经系统,引起神经损害症状。

(二)体内过程

口服维生素 B_{12} 必须与胃黏膜分泌的糖蛋白即"内因子"结合,进入空肠吸收,在通过小肠黏膜时,维生素 B_{12} 与蛋白解离,再与转钴胺素Ⅱ(transcobalamin Ⅱ,TCⅡ)结合存于血液中,转运至肝脏后,90%的维生素 B_{12} 与转钴胺素Ⅰ(TCⅠ)结合,贮存于肝内,其余则主要经胆汁从肠道排出,可形成肠肝循环。注射时则大部分经肾排出。

(三)临床应用

其主要用于恶性贫血和巨幼红细胞性贫血。也可作为神经系统疾病(如神经炎、神经萎缩等)及肝脏疾病等辅助治疗,或与叶酸联合使用治疗高同型半胱氨酸血症。

四、促红细胞生成素

红细胞生成素(erythropoietin,EPO)是由肾脏近曲小管管周间质细胞生成的糖蛋白,分子量为34 000。现临床应用的为基因重组的产物。EPO 主要有以下作用:①促使骨髓内红系祖细胞加速分化为原红细胞;②加速红细胞分裂增殖和血红蛋白的合成;③促进骨髓内网织红细胞和成熟红细胞释放入血;④通过位于肾脏感受器对血液中氧含量的变化起调节作用,即在失血、贫血、肺心病所致缺氧情况下,促进体内产生 EPO,从而加速红细胞的生成。

临床主要用于肾衰竭需施行血液透析的贫血患者。也用于慢性肾功能不全、恶性肿瘤化疗和艾滋病药物治疗引起的贫血。不良反应有高血压、头痛和癫痫发作,由于慢性肾功能不全患者血细胞比容增加过快所致,某些患者可有血栓形成。

第二节 抗血小板药

血小板在血栓栓塞性疾病,特别是在动脉血栓疾病的形成中具有重要病理生理学意义。抗血小板药是指对血小板功能有抑制作用的药物,临床较常用的是阿司匹林和氯吡格雷。

一、血小板代谢酶抑制药

(一)阿司匹林

阿司匹林是花生四烯酸代谢过程中的环氧酶抑制药。75~150 mg 阿司匹林可使血小板中环氧酶活性中心丝氨酸残基乙酰化而灭活,从而抑制血栓素 A_2 (TXA_2)的生成。一次服药,对该酶抑制达 90%,且不可逆。但是,阿司匹林对血管内皮细胞中环氧酶的抑制作用弱而可逆,故对 PGI_2 的形成影响小。因此,此剂量阿司匹林防治血栓性疾病收效较佳,不良反应较少。

1.药理作用

抑制血小板聚集,阻止血栓形成。生理情况下,血小板产生的血栓素 TXA_2 是强大的血小板释放及聚集的诱导物,它可直接诱发血小板释放 ADP,加速血小板的聚集过程。阿司匹林可抑制 TXA_2 的合成,抑制血小板聚集引起的血液凝固,延长出血时间。

2.临床应用

常用于冠状动脉硬化性疾病、心肌梗死、脑梗死、深静脉血栓形成和肺梗死等。作为溶栓疗法的辅助抗栓治疗,能减少缺血性心脏病发作和复发的风险,也可使一过性脑缺血发作患者的脑卒中发生率和病死率降低。

(二)利多格雷

利多格雷是强大的 TXA_2 合成酶抑制药兼中度 TXA_2 受体阻滞药。本品可直接抑制 TXA_2 的合成,拮抗 TXA_2 的作用。对血小板血栓和冠状动脉血栓的作用较水蛭素及阿司匹林更有效。据临床试验报道,本品在急性心肌梗死、心绞痛及缺血性脑卒中的治疗中,在血栓发生率和再栓塞率方面均较阿司匹林明显降低,且预防新的缺血性病变更为有效。有轻度胃肠反应,不良反应较轻。

同类药物尚有吡考他胺,其作用比利多格雷弱,不良反应轻。

(三)依前列醇

依前列醇(PGI_2)为人工合成的前列腺素类 PGI_2,是迄今为止发现的活性最强的血小板聚集内源性抑制剂。内源性 PGI_2 由血管内皮细胞合成,具有强大的抗血小板聚集及松弛血管平滑肌作用。依前列醇能抑制 ADP、胶原纤维和花生四烯酸等诱导的血小板聚集和释放。对体外旁路循环中形成的血小板聚集体具有解聚作用,还能抑制血小板在血管内皮细胞上的黏附。PGI_2 的作用机制是通过激活血小板腺苷酸环化酶,使血小板内 cAMP 水平升高,促进胞质内 Ca^{2+} 再摄取进入 Ca^{2+} 库,降低胞质内游离 Ca^{2+} 浓度,使血小板处于静止状态,失去对各种刺激物的反应。

本品 $t_{1/2}$ 很短,仅 3 分钟,作用短暂,性质不稳定。在体内迅速转为稳定的代谢产物 6-酮-PGF_1。在肺内不被灭活是 PGI_2 的特点。PGI_2 性质不稳定,作用短暂。

依前列醇用于如心肺分流术、血液透析等体外循环时,防止高凝状态和微血栓形成,也用于严重外周血管性疾病如雷诺病、缺血性心脏病、原发性肺动脉高压和血小板消耗性疾病。

本品静脉滴注过程中常见血压下降、心率加速、头痛、眩晕和潮红等现象,减少剂量或暂停给药可以缓解;此外,对消化道刺激症状也较常见。禁用于有出血倾向、严重左室收缩功能障碍所致的充血性心力衰竭患者。

(四)双嘧达莫

双嘧达莫为环核苷酸磷酸二酯酶抑制药。主要抑制血小板的聚集,发挥抗栓作用。

1.药理作用与机制

(1)抑制血小板黏附,防止其黏附于血管壁的损伤部位。

(2)通过以下途径增加 cAMP 含量,抑制血小板聚集:①抑制磷酸二酯酶活性,减少 cAMP 水解为 5-AMP;②抑制血液中的腺苷脱氢酶,减少腺苷的分解;③抑制腺苷再摄取,增加血浆中腺苷含量,通过腺苷,再激活腺苷酸环化酶,增加血小板中 cAMP 浓度,而协同抗血小板聚集作用。

(3)抑制血小板生成 TXA_2,降低其促进血小板聚集的作用,并可直接刺激血管内皮细胞产生 PGI_2,增强其活性。

此外,本品尚有扩张冠状动脉阻力血管、增加冠状动脉血流量的作用,但不能增加缺血区的血液供应。

2.体内过程

双嘧达莫口服吸收缓慢,个体差异大,生物利用度为 27%～59%。口服后 1～3 小时血药浓度达峰值,与蛋白结合率高(91%～99%)。主要在肝脏转化为葡萄糖醛酸耦联物。自胆汁排泄,可因肝肠循环而延缓消除,少量自尿排出。$t_{1/2}$ 为 10～12 小时。

3.临床应用

其与阿司匹林相似,但不常应用。一般,与口服抗凝血药香豆素合用,治疗血栓栓塞性疾病,可增强疗效。如安装人工瓣膜者、口服香豆素类仍有血栓栓塞者或同服阿司匹林不能耐受者等。

4.不良反应

较常见不良反应为胃肠道刺激。由于血管扩张,血压下降,导致头痛、眩晕、潮红和晕厥等。少数心绞痛患者用药后可出现"窃血"现象,诱发心绞痛发作,应慎用。

二、氯吡格雷

氯吡格雷为一种前体药物,通过氧化作用形成 2-氧基-氯吡格雷,然后再经过水解形成活性代谢物(一种硫醇衍生物)发挥作用。与阿司匹林相比,氯吡格雷可显著降低新的缺血性事件(包括心肌梗死,缺血性脑卒中和其他血管疾病死亡)的发生率。

(一)药理作用与机制

氯吡格雷是血小板聚集抑制剂,选择性地抑制 ADP 与血小板受体的结合及抑制 ADP 介导的糖蛋白 GP Ⅱ$_b$/Ⅲ$_a$ 复合物的活化,发挥抑制血小板的聚集的功能。氯吡格雷也可以抑制非 ADP 引起的血小板聚集,并不可逆抑制 ADP 受体的功能。

(二)体内过程

氯吡格雷吸收迅速,母体化合物的血浆浓度很低。血浆蛋白结合率为98%。氯吡格雷进入肝脏后在细胞色素 P450 同工酶 2B6 和 3A4 调节的调节下生成无抗血小板作用的羧酸盐衍生物。约 50% 由尿液排出,46% 由粪便排出。一次和重复给药后,血浆中主要代谢产物的消除半衰期为 8 小时。

(三)临床应用

用于预防和治疗因血小板高聚集引起的心、脑及其他动脉循环障碍疾病。如防治心肌梗死,缺血性脑血栓,闭塞性脉管炎和动脉粥样硬化及血栓栓塞引起的并发症。应用于有过近期发生的脑卒中、心肌梗死或确诊外周动脉疾病的患者,治疗后可减少动脉粥样硬化事件的发生(心肌梗死、脑卒中和血管性死亡)。

(四)不良反应及注意事项

常见不良反应为消化道出血,中性粒细胞减少、腹痛、食欲缺乏、胃炎、便秘和皮疹。患有急性心肌梗死的患者,在急性心肌梗死最初几天不推荐进行氯吡格雷治疗。对于有伤口(特别是在胃肠道和眼内)易出血的患者应慎用。对肝肾功能不好的患者慎用。

三、血小板 GP Ⅱ$_b$/Ⅲ$_a$ 受体阻断药

(一)阿昔单抗

阿昔单抗(abciximab,c7E3Fab,ReoPro)是血小板 GP Ⅱ$_b$/Ⅲ$_a$ 的人/鼠嵌合

单克隆抗体,可竞争性、特异性地阻断纤维蛋白原与 GPⅡ$_b$/Ⅲ$_a$结合,产生抗血小板聚集作用。临床试用于不稳定型心绞痛的治疗,可降低心肌梗死发生率。有出血危险,应严格控制剂量。

(二)精氨酸-甘氨酸-天冬氨酸多肽

血小板 GPⅡ$_b$/Ⅲ$_a$受体含有能与精氨酸-甘氨酸-天冬氨酸(RGD)三肽结合的位点。用天然或化学合成含有 RGD 三肽序列的多肽,均能抑制纤维蛋白原与 GPⅡ$_b$/Ⅲ$_a$受体结合,而具有抗血小板聚集作用。现已试用于血栓栓塞性疾病的治疗。

(三)依替巴肽

依替巴肽属于环状多肽,是 RGD 三肽在 αⅡb$β_3$结合位点的阻断剂。静脉注射可在体内阻止血小板聚集。临床用于不稳定型心绞痛和冠状动脉成形术。

随后相继开发出非肽类的 GPⅡ$_b$/Ⅲ$_a$受体阻断药拉米非班、替罗非班和可供口服的珍米洛非班、夫雷非班和西拉非班等。抑制血小板聚集作用强,应用方便,不良反应较少。适用于急性心肌梗死、溶栓治疗、不稳定型心绞痛和血管成形术后再梗死。

第三节 抗 凝 血 药

抗凝血药是指能通过干扰机体生理性凝血的某些环节而阻止血液凝固的药物,临床主要用于防止血栓的形成和/或已形成血栓的进一步发展。

一、凝血酶间接抑制药

(一)肝素

肝素是一种硫酸化的葡萄糖胺聚糖的混合物,分子量为 3 000～15 000。因与大量硫酸基和羧基共价结合而带有大量负电荷,呈酸性。肝素存在于血浆、肥大细胞和血管内皮细胞中。药用肝素是从猪肠黏膜或牛肺脏中获得。

1.药理作用与机制

肝素在体内和体外均有强大的抗凝作用。静脉注射后,抗凝作用立即发生。肝素的抗凝机制有以下几方面。

(1)增强抗凝血酶Ⅲ活性：AT-Ⅲ是 α_2-球蛋白，含有精氨酸-丝氨酸（Arg-Ser）肽活性部位，能与凝血酶（Ⅱa）、凝血因子Ⅸa、Ⅹa、Ⅺa 和Ⅻa 发生缓慢的化学结合，形成稳定复合物，抑制这些因子的活性，发挥抗凝血作用。肝素可与 AT-Ⅲ 赖氨酸残基形成可逆性复合物，使 AT-Ⅲ 构象改变，暴露出精氨酸活性位点，增强 AT-Ⅲ 与凝血酶及凝血因子Ⅸa、Ⅹa、Ⅺa 和Ⅻa 丝氨酸活性中心结合，与凝血酶形成肝素-ATⅢ-Ⅱa 三元复合物，"封闭"凝血因子活性中心，使其灭活，发挥强大的抗凝作用。肝素能使 ATⅢ-Ⅱa 反应速率加快 1 000 倍，加速凝血酶灭活。

(2)激活肝素辅助因子Ⅱ（HCⅡ）：高浓度肝素与 HCⅡ 结合使其激活。活化的 HCⅡ 可提高对凝血酶的抑制速率达 100 倍以上。但肝素与 HCⅡ 的亲和力要比与 AT-Ⅲ 亲和力小得多，故需高浓度肝素才能充分发挥 HCⅡ 的抗凝作用。

(3)促进纤溶系统激活：肝素可还促进血管内皮细胞释放组织型纤溶酶原激活物（tissue plasminogen activator，t-PA）和内源性组织因子通路抑制物（tissue factor pathway inhibitor，TFPI）。t-PA 可激活纤溶系统；TFPI 可抑制组织因子（tissue factor，TF）。TF 是血管内皮细胞的一种整合蛋白，是因子Ⅶ对其底物因子Ⅸ和Ⅹ的重要辅助因子。TF 引起的凝血可能涉及动脉血栓形成和动脉粥样硬化。肝素促进细胞内释放 t-PA 和 TFPI 发挥抗血栓作用。

(4)降血脂：肝素可使内皮细胞释放脂蛋白酶，将血中乳糜微粒和极低密度脂蛋白的甘油三酯水解为甘油和游离脂肪酸。但停用肝素此作用立即消失，故无重要临床意义。

2.体内过程

肝素是极性很强的大分子物质，不易通过生物膜，故口服和直肠给药不吸收，不能发挥抗凝作用。肌内注射因吸收速率不易预测，易引起局部出血和刺激症状，不予使用。临床上肝素采取静脉注射，注射后肝素与血浆蛋白结合率为80%。主要在肝脏中经肝素酶分解代谢；低剂量肝素被单核-巨噬细胞系统清除和降解。肝素 $t_{1/2}$ 因剂量而异，个体差异较大，如静脉注射100 U/kg、400 U/kg和 800 U/kg，其 $t_{1/2}$ 分别为 1 小时、2 小时和 5 小时左右。肺气肿、肺栓塞患者 $t_{1/2}$ 缩短，肝、肾功能严重障碍者则 $t_{1/2}$ 明显延长，对肝素敏感性也提高。

3.临床应用

(1)血栓栓塞性疾病：主要用于防止血栓形成和扩大，如深部静脉血栓、肺栓塞、脑梗死、心肌梗死、心血管手术及外周静脉术后血栓形成等。在治疗急性动、静脉血栓形成的药物中,肝素是最好的快速抗凝剂。

(2)弥散性血管内凝血(DIC):这是肝素的主要适应证,应早期应用,防止纤维蛋白原及其他凝血因子耗竭而发生继发性出血。

(3)心血管手术、心导管检查、血液透析及体外循环等体外抗凝。

4.不良反应

(1)出血:是肝素主要的不良反应,表现为各种关节腔积血、伤口和各种黏膜出血等。严重者可引起致命性出血(4.6%)。对轻度出血患者停药即可,严重者可静脉缓慢注射硫酸鱼精蛋白,每 1 mg 鱼精蛋白可中和 100 U 肝素。用药期间应监测部分凝血激酶时间(partial thromboplastin time,APTT)。

(2)血小板减少症:发生率高达 6%。若发生在用药后 1~4 天,程度多较轻,不需中断治疗即可恢复,一般认为是肝素引起一过性的血小板聚集作用所致;多数发生在给药后 7~10 天,与免疫反应有关。可能因肝素促进血小板因子 4(PF4)释放并与之结合,形成肝素-PF$_4$复合物,后者再与特异抗体形成 PF$_4$-肝素-IgG 复合物,引起病理反应所致。停药后约 4 天可恢复。

(3)其他:肝素可引起皮疹、发热等变态反应,长期使用可引起骨质疏松和自发性骨折。

5.禁忌证

对肝素过敏,有出血倾向、血友病、血小板功能不全和血小板减少症、紫癜、严重高血压、细菌性心内膜炎、肝肾功能不全、消化性溃疡、颅内出血、活动性肺结核、孕妇、先兆性流产、产后、内脏肿瘤、外伤及术后等患者禁用。

6.药物相互作用

肝素为弱酸性药物,不能与弱碱性药物合用;与阿司匹林等非甾体消炎药、右旋糖酐和双嘧达莫合用,可增加出血的危险;与肾上腺皮质激素类、依他尼酸合用,可致胃肠道出血;与胰岛素或磺胺类药物合用,能导致低血糖;静脉同时给予肝素和硝酸甘油,可降低肝素活性;与血管紧张素 I 转化酶抑制剂合用,可能引起高血钾。

(二)低分子量肝素

低分子量肝素(low molecular weight heparin,LMWH)是指分子量<7 000 的肝素。LMWH是从普通肝素中分离或由普通肝素降解后再分离而得。由于其药理学和药动学的特性优于普通肝素,近年来发展很快。LMWH 因分子量小,不能与 AT-Ⅲ和凝血酶结合形成复合物,因此对凝血酶及其他凝血因子无作用。LMWH 具有选择性抗凝血因子 X 活性的作用,与普通肝素比较具有以下特点:

①抗凝血因子Ⅹa/Ⅱa活性比值明显增加。LMWH抗因子Ⅹa/Ⅱa活性比值为1.5～4.0,而普通肝素为1.0左右,分子量越低,抗凝血因子Ⅹa活性越强,降低了出血的危险;②生物利用度高,半衰期较长,体内不易被消除;③LMWH由于分子量小,较少受PF_4的抑制,不易引起血小板减少。LMWH将逐渐取代普通肝素用于临床,但各制剂选用时仍应小心注意出血的不良反应。

(三)伊诺肝素

1.药理作用

伊诺肝素为第一个上市的LMWH,分子量3 500～5 000,对抗凝血因子Ⅹa与因子Ⅱ活性比值为4.0以上,具有强大而持久的抗血栓形成作用。

2.体内过程

皮下注射后吸收迅速、完全。注射后3小时出现血浆最高活性,而血浆中抗凝血因子Ⅹa活性可持续24小时。不易通过胎盘屏障,部分经肾排泄。$t_{1/2}$为4.4小时。

3.临床应用

主要用于防治深部静脉血栓、外科手术和整形外科(如膝、髋人工关节更换手术)后静脉血栓的形成,防止血液透析时体外循环凝血发生。与普通肝素比较,本品抗凝剂量较易掌握,毒性小,安全,且作用持续时间较长。常规给药途径为皮下注射。

4.不良反应

较少发生出血,如意外静脉注射或大剂量皮下注射,可引起出血加重,可用鱼精蛋白对抗;鱼精蛋白1 mg可中和1 mg本品的抗因子Ⅱa及部分(最多60%)抗因子Ⅹa的活性。偶见血小板减少和严重出血。对本品过敏患者,严重肝、肾功能障碍患者应禁用。

(四)硫酸皮肤素

硫酸皮肤素属于糖胺聚糖类,是依赖HCⅡ的凝血酶间接抑制剂。该药通过激活HCⅡ通路而灭活凝血酶。HCⅡ在硫酸皮肤素存在时,其抑制凝血酶活性速率可提高1 000倍。因此,本品与肝素或LMWH合用,可大大增强后两类药的抗凝作用。硫酸皮肤素静脉注射(也可肌内注射)后在体内不被代谢,以原形从肾排泄。临床试用于抗血栓治疗,无明显出血等不良反应。口服可吸收,有望成为口服抗凝血药。

几种天然的或人工合成的多聚阴离子,如硫酸戊聚糖、硫酸软骨素E等均可通过激活 HCⅡ通路而抑制凝血酶活性,产生抗凝作用。

(五)合成肝素衍生物

磺达肝素是一种以抗凝血酶肝素结合位点结构为基础合成的戊多糖,经抗凝血酶介导对因子Ⅹa 有抑制作用。由于其聚合体短而不抑制凝血酶,与肝素和低分子肝素相比,该药发生血小板减少症的风险要小得多。

二、凝血酶直接抑制药

凝血酶是最强的血小板激活物。根据药物对凝血酶的作用位点可分为:①双功能凝血酶抑制药,如水蛭素可与凝血酶的催化位点和阴离子外位点结合;②阴离子外位点凝血酶抑制药,仅通过催化位点或阴离子外位点与凝血酶结合发挥抗凝血酶作用。

基因重组水蛭素是水蛭唾液的有效成分水蛭素经由基因重组技术制成,分子量为 7 kD。

(一)药理作用与机制

水蛭素对凝血酶具有高度亲和力,是目前所知最强的凝血酶特异性抑制剂。可抑制凝血酶所有的蛋白水解作用,如裂解纤维蛋白、血纤肽和纤维蛋白原。水蛭素与凝血酶以1∶1结合成复合物,使凝血酶灭活。该药不仅阻断纤维蛋白原转化为纤维蛋白凝块,而且对激活凝血酶的因子Ⅴ、Ⅷ、Ⅻ,以及凝血酶诱导的血小板聚集均有抑制作用,具有强大而持久的抗血栓作用。

(二)体内过程

本品口服不被吸收,静脉注射后进入细胞间隙,不易通过血-脑屏障。主要以原形(90%～95%)经肾脏排泄。$t_{1/2}$ 约 1 小时。

(三)临床应用

用于防治冠状动脉形成术后再狭窄、不稳定型心绞痛、急性心肌梗死后溶栓的辅助治疗、DIC 及血液透析中血栓形成,临床疗效优于肝素。大剂量可引起出血。

(四)注意事项

肾衰竭患者慎用。由于患者用药期间体内通常可形成抗水蛭素的抗体从而延长 APTT,建议每天监测 APTT。目前,尚无有效的水蛭素解毒剂。

三、维生素 K 拮抗药

维生素 K 是凝血因子Ⅱ、Ⅶ、Ⅸ和Ⅹ活化必需的辅助因子。具有拮抗维生素 K 作用的药物为香豆素类,是一类含有 4-羟基香豆素基本结构的物质。常用华法林、双香豆素、苯丙香豆素和醋硝香豆素等。香豆素类药物为口服抗凝血药。

双香豆素口服吸收慢且不规则,吸收后几乎全部与血浆蛋白结合,因此与其他血浆蛋白结合率高的药物同服时,可增加双香豆素的游离药物浓度,使抗凝作用大大增强,甚至诱发出血。双香豆素分布于肺、肝、脾及肾,经肝药酶羟基化失活后由肾排泄。醋硝香豆素大部分以原形经肾排出。其主要药动学参数,见表 7-1 所示。

表 7-1　口服抗凝药半衰期与作用时间

药物	每天量(mg)	$t_{1/2}$(小时)	持续时间(小时)
华法林	5～15	10～16	3～5
醋硝香豆素	4～12	8	2～4
双香豆素	25～150	10～30	4～7

以下具体介绍华法林。

(一)药理作用与机制

华法林无体外抗凝作用,体内抗凝作用缓慢而持久。口服后一般需 12～24 小时发挥作用,1～3 天作用达高峰,停药后作用可持续数天。华法林的抗凝作用主要是竞争性抑制维生素 K 依赖的凝血因子Ⅱ、Ⅶ、Ⅸ和Ⅹ前体的功能活性。这些凝血因子前体的第 10 个谷氨酸残基(Glu)在 γ-羧化酶的催化作用下,经羧基化生成 γ-羧基谷氨酸。由于 γ-羧基谷氨酸具有很强的螯合 Ca^{2+} 的能力,从而实现了这些凝血因子由无活性型向活性型的转变。其中,维生素 K 是 γ-羧化酶的辅酶。在羧化反应中,在 Ca^{2+} 和 CO_2、O_2 参与下,氢醌型维生素 K 氧化为环氧化型维生素 K,后者在维生素 K 环氧化物还原酶,或维生素 K 循环中相关的还原酶系作用下,转为维生素 K 原形,再被还原为氢醌型维生素 K,继续参与华法林因抑制维生素 K 循环中相关的还原酶系,阻断维生素 K 以辅因子形式参与羧化酶的催化反应,抑制凝血因子Ⅱ、Ⅶ、Ⅸ和Ⅹ的功能活性,从而产生抗凝作用。

(二)体内过程

华法林口服吸收完全,生物利用度达 100%,吸收后 97% 与血浆蛋白结合,表观分布容积小,能通过胎盘。华法林(消旋混合物)的 R-和 S-同分异构体,均在肝脏代谢,可经胆汁排入肠道再吸收,最终从肾排泄。$t_{1/2}$ 为 40～50 小时。

（三）临床应用

1.心房颤动和心脏瓣膜病所致血栓栓塞

华法林的常规应用；此外，接受心脏瓣膜修复术的患者，需长期服用华法林。

2.髋关节手术患者

可降低静脉血栓发病率。

3.预防复发性血栓栓塞性疾病

如肺栓塞、深部静脉血栓形成患者，用肝素或溶栓药后，常规用华法林维持3～6个月。

（四）不良反应

主要是出血，如血肿、关节出血和胃肠道出血等。在服药期间应密切监测凝血酶原时间（PT）。一旦出血严重，应立即停药，给予维生素 K 10 mg 静脉注射，一般在给药 24 小时后，PT 可恢复正常。罕见有"华法林诱导的皮肤坏死"，通常发生在用药后 2～7 天内。也可引起胆汁淤滞性肝损害，停药后可消失。可致畸胎，孕妇禁用。

（五）药物相互作用

甲硝唑、西咪替丁和水杨酸等肝药酶抑制剂以及非甾体抗炎药、胺碘酮、依他尼酸和氯贝丁酯等可增强本类药物的抗凝血作用；巴比妥类、苯妥英钠等肝药酶诱导剂可减弱本类药物的抗凝作用。

第四节　促凝血药

一、维生素 K

维生素 K 广泛存在于自然界，基本结构为甲萘醌。维生素 K_1 存在于绿色植物中，维生素 K_2 是人体肠道细菌的代谢产物，以上二者均为脂溶性，其吸收需要胆汁参与。维生素 K_3、维生素 K_4 均为人工合成，是水溶性，直接可以吸收。

（一）药理作用

维生素 K 是 γ-羧化酶的辅酶，参与凝血因子 Ⅱ、Ⅶ、Ⅸ 和 Ⅹ 前体的功能活化过程。使这些凝血因子前体的第 10 个谷氨酸残基，在羧化酶参与下，羧化为 γ-羧基谷氨酸,从而使这些因子具有活性,产生凝血作用。羧化酶的活化需要还原的氢醌型维生素 K 氧化为维生素 K 环氧化物,以及环氧化型维生素 K 的再还原才能完成上述羧化反应。

(二)临床应用

用于维生素 K 缺乏引起的出血:①阻塞性黄疸、胆瘘、慢性腹泻和广泛胃肠切除后,继发于吸收或利用障碍所致的低凝血酶原血症;②新生儿出血(缺乏合成维生素 K 的细菌)和预防长期应用广谱抗生素继发的维生素 K 缺乏症(细菌合成维生素 K 减少);③口服过量华法林香豆素类抗凝药、水杨酸等所致出血。

(三)不良反应

维生素 K_1(甚至大剂量)不良反应较少,但注射速度过快可出现面部潮红、出汗、胸闷和血压骤降等。一般以肌内注射为宜。较大剂量维生素 K_3 可引发新生儿、早产儿或缺乏葡萄糖-6-磷酸脱氢酶的特异质者发生溶血和高铁血红蛋白血症。

二、凝血因子制剂

凝血因子制剂是从健康人体或动物血液中提取、经分离提纯、冻干后制备的含不同凝血因子的制剂,主要用于凝血因子缺乏时的替代或补充疗法。

凝血酶原复合物(prothrombin complex concentrate)是由健康人静脉血分离而得的含有凝血因子 Ⅱ、Ⅶ、Ⅸ和 Ⅹ 的混合制剂。上述 4 种凝血因子的凝血作用均依赖维生素 K 的存在。临床主要用于治疗乙型血友病(先天性凝血因子 Ⅸ 缺乏)、严重肝脏疾病、香豆素类抗凝剂过量和维生素 K 依赖性凝血因子缺乏所致的出血。

抗血友病球蛋白(antihemophilic globulin)含凝血因子 Ⅷ 及少量纤维蛋白原。临床主要用于甲型血友病(先天性因子 Ⅷ 缺乏症)的治疗。还可用于治疗溶血性血友病、抗因子 Ⅷc 抗体所致严重出血。静脉滴注过速能引起头痛、发热、荨麻疹等症状。

三、氨甲环酸及氨甲苯酸

氨甲环酸及氨甲苯酸为抗纤维蛋白溶解药,化学结构与赖氨酸类似,低剂量时竞争性阻断纤溶酶原与纤维蛋白结合,防止纤溶酶原的激活。高剂量时能直接抑制纤溶酶的活性,从而抑制纤维蛋白溶解,引起凝血作用。

(一)临床应用

用于纤溶系统亢进引起的各种出血,如前列腺、尿道、肺、肝、胰、脑、子宫、肾上腺和甲状腺等富含纤溶酶原激活物的脏器外伤或手术后出血,对一般慢性渗血效果较好。氨甲环酸的疗效最佳,其抗纤溶活性为氨甲苯酸的 7～10 倍,为临床最常用的制剂。

(二)不良反应

本品常见有胃肠道反应。过量可引起血栓或诱发心肌梗死。合用避孕药或雌激素妇女,更易出现血栓倾向。肾功能不全者慎用。

第八章 风湿免疫科常用药

第一节 免疫增强药

免疫增强药能激活一种或多种免疫活性细胞,增强或提高机体免疫功能的药物。临床主要用其免疫增强作用,治疗免疫缺陷疾病、慢性感染及恶性肿瘤的辅助治疗。

一、重组人白细胞介素-2

重组人白细胞介素-2(IL-2)是重要的淋巴因子,由 T 辅助(Th)细胞产生,参与免疫反应。

(一)药理作用与应用

IL-2 为抑制性 T(Ts)细胞和细胞毒 T(Tc)细胞分化、增生所必需的调控因子;诱导或增强自然杀伤(NK)细胞活性;诱导激活细胞毒淋巴细胞(LAK)的分化增生;诱导或增强细胞毒 T 细胞、单核细胞及巨噬细胞的活性;促进 B 细胞的分化、增生和抗体分泌;具有广谱性免疫增强作用。临床用于慢性肝炎、免疫缺陷病及恶性肿瘤的辅助治疗。

(二)不良反应与用药护理

本品毒性反应多与血管的通透性有关,并随着剂量的增大而加剧,导致体液渗出而器官功能障碍,可出现尿少、体液潴留、恶心、呕吐、腹泻、呼吸困难、转氨酶升高、黄疸、低血压、心律失常、红细胞减少及凝血功能障碍。

二、干扰素

干扰素是有关细胞在病毒感染或其他诱因刺激下,产生的糖蛋白类物质。

目前,已能用 DNA 重组技术生产,分为人白细胞产生的 α 干扰素及成人纤维细胞产生的 β 干扰素及人 T 细胞产生的 γ-干扰素 3 类。

(一)体内过程

口服不吸收,必须注射给药。α 干扰素肌内注射,β 干扰素静脉给药。干扰素在肝、肾和血清分布较多,脾、肺分布较少。主要经肝代谢,少量以原形经肾排泄。

(二)药理作用

1.广谱抗病毒作用

对所有 RNA 病毒及 DNA 病毒均有抑制作用。

2.抗肿瘤细胞增生作用

通过直接抑制肿瘤细胞的生长、抑制肿瘤的繁殖、抑制癌基因的表达及激活抗肿瘤免疫功能而达到抗肿瘤的目的。

3.调节人体免疫功能

主要表现为增强免疫效应细胞的作用。

(1)调节 NK 细胞的杀伤活性。

(2)激活 B 细胞,促进抗体生成。

(3)激活单核-巨噬细胞的吞噬功能。

(4)诱导白细胞介素、肿瘤坏死因子等细胞因子的产生。

(三)临床应用

1.慢性乙型肝炎

可使转氨酶恢复正常,病理组织学有好转;对重型肝炎可使病情缓解,病死率下降。

2.恶性肿瘤

α 干扰素是治疗毛细胞白血病的首选药,对慢性白血病有较好疗效,对其他实质瘤也有一定疗效。

3.其他疾病

可用于治疗获得性免疫缺陷综合征,β 干扰素对多发性硬化有较好疗效,γ-干扰素可用于治疗类风湿关节炎。

(四)不良反应与用药护理

应用早期出现发热、寒战、出汗、头痛、肌痛症状,有剂量依赖性,减量或停药后症状消失;白细胞减少、血小板减少、凝血障碍等;血压异常、心律失常、心肌梗死等。间质性肺炎,表现为干咳、劳累性呼吸困难。尿蛋白增加,严重时发生肾功能不全。过敏体质、肝肾功能不良及白细胞和血小板减少者慎用。

三、卡介苗

卡介苗为减毒的结核分枝杆菌活菌苗,原用于预防结核病,属于特异性免疫制剂。后来证明卡介苗能增强细胞免疫功能,刺激 T 细胞增生,提高巨噬细胞杀伤肿瘤细胞及细菌的能力,促进白细胞介素-1 的产生,增强 Th 细胞和 NK 细胞的功能,为非特异性免疫增强剂。用于白血病、肺癌等肿瘤的辅助治疗。不良反应少,给药部位易发红斑、硬结或溃疡;亦可产生全身寒战、发热;偶见变态反应。不良反应的大小与给药剂量、给药途径及免疫治疗次数有关。

四、胸腺素

胸腺素是从小牛或猪胸腺中提取的小分子多肽,内含胸腺生成素、胸腺体液因子、血清胸腺因子等。能促进 T 细胞分化成熟,增强 T 细胞对抗原或其他刺激的反应,同时增强白细胞、红细胞的免疫功能,并调整机体的免疫平衡。临床上主要用于细胞免疫缺陷性疾病、自身免疫性疾病、感染性疾病和晚期肿瘤的治疗。不良反应有注射部位轻度红肿,皮肤变态反应,过大剂量可产生免疫抑制。

五、转移因子

转移因子是从人白细胞、猪脾、牛脾中提取的小分子肽类物质,牛脾含量最多。其免疫调节作用无明显种属特异性。转移因子的活性成分是 Th 细胞的产物,可选择性结合 Ts 细胞和巨噬细胞,在免疫调节中发挥作用。

(一)增强淋巴细胞对肿瘤的细胞毒作用

转移因子是 T 细胞促成剂,具有活化效应细胞,加强效应细胞对肿瘤细胞的攻击反应,抑制或破坏肿瘤细胞的生长。

(二)传递免疫信息

在转移因子的作用下,非致敏的淋巴细胞可转化为致敏的 T 增强细胞,增强细胞的免疫功能,并促进干扰素释放,增强机体抗感染的能力。

临床用于免疫缺陷病、恶性肿瘤及急性病毒感染的辅助治疗。偶有皮疹、瘙痒、痤疮及一过性发热。

六、左旋咪唑

左旋咪唑能使受抑制的巨噬细胞和 T 细胞功能恢复正常,可能与激活环核苷酸磷酸二酯酶,降低巨噬细胞和淋巴细胞内 cAMP 含量有关。它还能诱导 IL-2 的产生,增强免疫应答反应。一般,用于免疫功能低下者,可作为肿瘤的辅助治疗,还可改善自身免疫性疾病的免疫功能。

第二节 免疫抑制药

免疫抑制药是最早用于临床的免疫调节药。1962 年,硫唑嘌呤和肾上腺皮质激素联合应用用以防治器官移植的排异反应。随着对自身免疫性疾病发病机制认识的深化,免疫抑制药也适用于治疗自身免疫性疾病。近年来,他克莫司、西罗莫司等新药的研制成功,使免疫抑制药的研究步入了新的阶段。

一、常用的免疫抑制药

常用的免疫抑制药可分为 6 类。

(1)糖皮质激素类:泼尼松、甲泼尼龙等。

(2)神经钙蛋白抑制剂:环孢素、他克莫司、西罗莫司、霉酚酸酯等。

(3)抗增殖与抗代谢类:硫唑嘌呤、环磷酰胺、甲氨蝶呤等。

(4)抗体类:抗淋巴细胞球蛋白等。

(5)抗生素类:西罗英司等。

(6)中药类:雷公藤总苷等。

二、免疫抑制药的临床应用

防治器官移植的排异反应:免疫抑制药可用于肾、肝、心、肺、角膜和骨髓等组织器官的移植手术,以防止排异反应,并需要长期用药。常用环孢素和雷公藤总苷,也可将硫唑嘌呤或环磷酰胺与糖皮质激素联合应用。当发生明显排异反应时,可在短期内大剂量使用,控制后即减量维持,以防用药过量产生毒性反应。

治疗自身免疫性疾病免疫抑制药:可用于自身免疫溶血性贫血、特发性血小板减少性紫癜、肾病性慢性肾炎、类风湿关节炎、系统性红斑狼疮、结节性动脉周围炎等,首选糖皮质激素类。对糖皮质激素类药物耐受的病例,可加用或改用其他免疫抑制药。免疫抑制药的联合应用可提高疗效,减轻毒性反应。但该类药物只能缓解自身免疫性疾病的症状,而无根治作用,而且因毒性较大,长期应用易导致严重不良反应,包括诱发感染、恶性肿瘤等。

(一)神经钙蛋白抑制剂

神经钙蛋白(钙调磷酸酶)抑制剂作用于 T 细胞活化过程中细胞信号转导通路,起到抑制神经钙蛋白作用,是目前临床最有效的免疫抑制药。

1.环孢素

环孢素(环孢素 A,CsA)是从真菌的代谢产物中分离的中性多肽。1972 年发现其抗菌作用微弱,但有免疫抑制作用。1978 年始用于临床防治排异反应并获得满意效果,因其毒性较小,是目前较受重视的免疫抑制药之一。

(1)体内过程:本药溶于橄榄油中可以肌内注射。口服吸收慢且不完全,口服吸收率为20%～50%,首关消除可达 27%。单次口服后 3～4 小时血药浓度达峰值。在血中约 50%被红细胞摄取,4%～9%与淋巴细胞结合,约 30%与血浆脂蛋白和其他蛋白质结合,血浆中游离药物仅占 5%左右。半衰期为 14～17 小时。大部分经肝代谢自胆汁排出,0.1%药物以原形经尿排出。

(2)药理作用与机制:选择性抑制细胞免疫和胸腺依赖性抗原的体液免疫。环孢素主要选择性抑制T 细胞活化,使 Th 细胞明显减少并降低 Th 与 T_s 的比例。对 B 细胞的抑制作用弱,对巨噬细胞的抑制作用不明显,对自然杀伤(NK)细胞活力无明显抑制作用,但可间接通过干扰素的产生而影响 NK 细胞的活力。其机制主要是抑制神经钙蛋白,阻止了细胞质 T 细胞激活核因子(NFAT)的去磷酸化,妨碍了信息传导,而抑制 T 细胞活化及 IL-2、IL-3、IL-4、TNF-α、INF-γ 等细胞因子的基因表达。此外,环孢素还可增加 T 细胞内转运生长因子(TGF-β)的表达,TGF-β 对IL-2诱导 T 细胞增生有强大的抑制作用,也能抑制抗原特异性的细胞毒 T 细胞产生。

(3)临床应用:环孢素主要用于器官移植排异反应和某些自身免疫性疾病。①器官移植主要用于同种异体器官移植或骨髓移植的排异反应或移植物抗宿主反应,常单独应用,新的治疗方案则主张环孢素与小剂量糖皮质激素联合应用。临床研究表明,环孢素可使器官移植后的排异反应与感染发生率降低,存活率增加。②自身免疫性疾病:用于治疗大疱性天疱疮及类天疱疮,能改善皮肤损害,使自身抗体水平降低。还可局部用药,治疗接触性过敏性皮炎、银屑病。

(4)不良反应:环孢素的不良反应发生率较高,其严重程度与用药剂量、用药时间及血药浓度有关,多具可逆性。①肾毒性是该药最常见的不良反应,用药时应控制剂量,并密切监测肾脏功能,若血清肌酐水平超过用药前 30%,应减量或停用。避免与有肾毒性药物合用,用药期间应避免食用高钾食物、高钾药品及保钾利尿药。严重肾功能损害、未控制高血压者禁用或慎用。②肝损害多见于用药早期,表现为高胆红素血症,转氨酶、乳酸脱氢酶和碱性磷酸酶升高。大部分肝毒性病例在减少剂量后可缓解。应用时注意定期检查肝脏功能,严重肝功能损害者禁用或慎用。③神经系统毒性在器官移植或长期用药时发生,表现为震颤、惊厥、癫痫发作、神经痛、瘫痪、精神错乱、共济失调和昏迷等,减量或停用后可缓解。④诱发肿瘤:有报道器官移植患者使用该药后,肿瘤发生率可高于一般人群30倍。用于治疗自身免疫性疾病时,肿瘤发生率也明显增高。⑤继发感染:长期用药可引起病毒感染、肺孢子虫属感染或真菌感染,病死率高。治疗中如出现上述感染应及时停药,并进行有效的抗感染治疗。感染未控制者禁用。⑥其他如胃肠道反应、变态反应、多毛症、牙龈增生、嗜睡、乏力、高血压和闭经等。对本品过敏者、孕妇和哺乳期妇女禁用。

(5)药物相互作用:下列药物可影响本品血药浓度,应避免联合应用,若必须使用,应严密监测环孢素血药浓度并调整其剂量。①增加环孢素血药浓度的药物:大环内酯类抗生素、多西环素、酮康唑、口服避孕药、钙通道阻滞剂和大剂量甲泼尼龙等;②降低环孢素血药浓度的药物:苯巴比妥、苯妥英、安乃近、利福平、异烟肼、卡马西平、萘夫西林、甲氧苄啶及静脉给药的磺胺异二甲嘧啶等。

2.他克莫司

他克莫司(FK506)是一种强效免疫抑制药,由日本学者于1984年从筑波山土壤链霉属分离而得。

(1)体内过程:FK506口服吸收快,半衰期为5～8小时,有效血药浓度可持续12小时。在体内经肝细胞色素P4503A4异构酶代谢后,由肠道排泄。

(2)药理作用与机制:①抑制淋巴细胞增殖作用于细胞G_0期,抑制不同刺激所致的淋巴细胞增生,包括刀豆素A、T细胞受体的单克隆抗体、CD_3复合体或其他细胞表面受体诱导的淋巴细胞增生等,但对IL-2刺激引起的淋巴细胞增生无抑制作用;②抑制Ca^{2+}依赖性T、B细胞的活化;③抑制T细胞依赖的B细胞产生免疫球蛋白的能力;④预防和治疗器官移植时的免疫排异反应,能延长移植器官生存时间,具有良好的抗排异作用。

(3)临床应用。①肝脏移植:FK506对肝脏有较强的亲和力,并可促进肝细胞的再生和修复,用于原发性肝脏移植及肝脏移植挽救性病例,疗效显著。使用本品的患者,急性排异反应的发生率和再次移植率降低,糖皮质激素的用量可减少;②其他器官移植:本品在肾脏移植和骨髓移植方面有较好疗效。

(4)不良反应:静脉注射常发生神经毒性,轻者表现头痛、震颤、失眠、畏光和感觉迟钝等,重者可出现运动不能、缄默症、癫痫发作和脑病等,大多在减量或停用后消失。可直接或间接地影响肾小球滤过率,诱发急性或慢性肾毒性。对胰岛 β 细胞具有毒性作用,可导致高血糖。大剂量应用时可致生殖系统毒性。

(二)抗增生与抗代谢类

1.硫唑嘌呤

硫唑嘌呤为 6-疏基嘌呤的衍生物,属于嘌呤类抗代谢药。硫唑嘌呤通过干扰嘌呤代谢的各环节,抑制嘌呤核苷酸合成,进而抑制细胞 DNA、RNA 及蛋白质合成,发挥抑制 T、B 细胞及 NK 细胞的效应,故能同时抑制细胞免疫和体液免疫反应,但不抑制巨噬细胞的吞噬功能。主要用于肾移植排异反应和类风湿关节炎、系统性红斑狼疮等多种自身免疫性疾病的治疗。用药时应注意监测血常规和肝功能。

2.环磷酰胺

环磷酰胺不仅杀伤增生期淋巴细胞,而且影响静止期细胞,故能使循环中的淋巴细胞数目减少。B 细胞较 T 细胞对该药更为敏感。明显降低 NK 细胞活性,从而抑制初次和再次体液与细胞免疫反应。临床常用于防止排异反应与移植物抗宿主反应,以及长期应用糖皮质激素不能缓解的多种自身免疫性疾病。不良反应有骨髓抑制、胃肠道反应、出血性膀胱炎和脱发等。

3.甲氨蝶呤

甲氨蝶呤为抗叶酸类抗代谢药,主要用于治疗自身免疫性疾病。

(三)抗体

抗胸腺细胞球蛋白在血清补体的参与下,对 T、B 细胞有破坏作用,但对 T 细胞的作用较强。可非特异性抑制细胞免疫反应(如迟发型超敏反应、移植排异反应等),也可抑制抗体形成(限于胸腺依赖性抗原),还可以结合到淋巴细胞表面,抑制淋巴细胞对抗原的识别能力。能有效抑制各种抗原引起的初次免疫应答,对再次免疫应答作用较弱。在抗原刺激前给药作用较强。

临床用于防治器官移植的排异反应,试用于治疗白血病、多发性硬化、重症肌无力、溃疡性结肠炎、类风湿关节炎、系统性红斑狼疮等疾病。

常见的不良反应有寒战、发热、血小板减少、关节疼痛和血栓性静脉炎等,静脉注射可引起血清病及过敏性休克,还可引起血尿、蛋白尿,停药后消失。

(四)抗生素类

西罗莫司(雷帕霉素)能治疗多种器官和皮肤移植物引起的排异反应,尤其对慢性排异反应疗效明显,与环孢素有协同作用,能延长移植物的存活时间,减轻环孢素的肾毒性,提高治疗指数。西罗莫司和他克莫司均与胞质内他克莫司结合蛋白结合,两药低剂量联合应用即可产生有效的免疫抑制作用。可引起厌食、呕吐、腹泻,严重者可出现消化性溃疡、间质性肺炎和脉管炎。联合用药和监测血药浓度是减少不良反应并发挥最大免疫抑制作用的有效措施。

(五)中药类

雷公藤总苷具有较强的免疫抑制作用,可抑制小鼠脾淋巴细胞和人外周血淋巴细胞的增生反应、迟发型超敏反应、宿主抗移植物反应和移植物抗宿主反应,还可抑制细胞免疫和体液免疫,减少淋巴细胞数量,抑制 IL-2 生成,并有较强的抗炎作用。

临床主要用于治疗自身免疫性疾病,如类风湿关节炎、原发和继发肾病综合征、成人各型肾炎、狼疮性或紫癜性肾炎、麻风反应。对银屑病、皮肌炎、变应性血管炎、异位性皮炎、自身免疫性肝炎、自身免疫性白细胞及血小板减少等也有一定的疗效。

不良反应较多,但停药后多可恢复。约 20% 患者出现胃肠道反应,如食欲缺乏、恶心、呕吐、腹痛、腹泻和便秘。约 6% 患者出现白细胞减少。偶见血小板减少、皮肤黏膜反应(如口腔黏膜溃疡、眼干涩、皮肤毛囊角化和黑色素加深等),也可导致月经紊乱、精子数目减少或活力降低等。

第三节 抗变态反应药

变态反应是机体对异物抗原产生的不正常免疫反应,常导致生理功能紊乱或组织损伤。一般的变态反应分为四型,即Ⅰ型(速发型)、Ⅱ型(细胞毒型)、Ⅲ型(免疫复合物型)和Ⅳ型(迟发型)。目前对各型变态反应性疾病尚缺乏专一有效药物。抗变态反应治疗的主要目的,是纠正免疫失调和抑制变态反应性炎症反应。

目前,抗变态反应药通常包括三大类:抗组胺药、过敏活性物质阻释药和组胺脱敏剂。

一、抗组胺药

(一)苯海拉明

1.剂型规格

片剂:12.5 mg、25 mg、50 mg。注射剂:1 mL∶20 mg。

2.适应证

适应证:①用于皮肤黏膜的过敏,如荨麻疹、过敏性鼻炎、皮肤瘙痒症、药疹,对虫咬症和接触性皮炎也有效;②急性变态反应,如输血或血浆所致的急性变态反应;③预防和治疗晕动病;④曾用于辅助治疗帕金森病和锥体外系症状;⑤镇静作用,术前给药;⑥牙科麻醉。

3.用法与用量

可口服、肌内注射及局部外用。但不能皮下注射,因有刺激性。①口服:每天 3～4 次,饭后服,每次25 mg。②肌内注射:每次 20 mg,每天 1～2 次,极量为 1 次 0.1 g,每天 0.3 g。

4.注意事项

(1)服药期间不得驾驶机、车、船,从事高空作业、机械作业及操作精密仪器。

(2)肾功能障碍患者,本品在体内半衰期延长,因此,应在医师指导下使用。

(3)如服用过量或出现严重不良反应,应立即就医。

(4)本品性状发生改变时禁止使用。

(5)请将本品放在儿童不能接触的地方。

(6)如正在使用其他药品,使用本品前请咨询医师或药师。

(7)老年人、孕妇及哺乳期妇女慎用。

(8)过敏体质者慎用。

5.不良反应

(1)常见头晕、头昏、恶心、呕吐、食欲缺乏以及嗜睡。

(2)偶见皮疹、粒细胞减少。

6.禁忌证

对本品及其他乙醇胺类药物高度过敏者禁用。新生儿、早产儿禁用。重症肌无力者、闭角型青光眼和前列腺肥大患者禁用。幽门十二指肠梗阻、消化性溃疡所致的幽门狭窄、膀胱颈狭窄、甲状腺功能亢进、心血管病、高血压、下呼吸道感染(如支气管炎、气管炎和肺炎)及哮喘患者不宜使用。

7.药物相互作用

(1)本品可短暂影响巴比妥类药的吸收。

(2)与对氨基水杨酸钠同用,可降低后者血药浓度。

(3)可增强中枢抑制药的作用,应避免合用。

(4)单胺氧化酶抑制剂能增强本品的抗胆碱作用,使不良反应增加。

(5)大剂量可降低肝素的抗凝作用。

(6)可拮抗肾上腺素能神经阻滞药的作用。

(二)茶苯海明

1.剂型规格

片剂:25 mg、50 mg。

2.适应证

用于防治晕动病,如晕车、晕船和晕机所致的恶心、呕吐。对妊娠、梅尼埃病和放射线治疗等引起的恶心、呕吐和眩晕也有一定效果。

3.用法与用量

口服。预防晕动病:1 次 50 mg,于乘机、车、船前 0.5～1 小时服,必要时可重复 1 次。抗过敏:成人 1 次 50 mg,每天 2～3 次;小儿 1～6 岁,1 次 12.5～25 mg,每天 2～3 次;7～12 岁,1 次 25～50 mg,每天 2～3 次。

4.注意事项

(1)可与食物、果汁或牛奶同服,以减少对胃的刺激。服药期间不得驾驶机、车、船,从事高空作业、机械作业及操作精密仪器。

(2)服用本品期间不得饮酒或含有乙醇的饮料。不得与其他中枢神经抑制药(如一些镇静安眠药)及三环类抗抑郁药同服。

(3)如服用过量或出现严重不良反应,应立即就医。

(4)本品性状发生改变时禁止使用。

(5)请将本品放在儿童不能接触的地方。

(6)儿童必须在成人监护下使用。

(7)如正在使用其他药品,使用本品前请咨询医师或药师。

(8)老年人慎用。

(9)过敏体质者慎用。

5.不良反应

(1)大剂量服用可产生嗜睡、头晕,偶有药疹发生。

(2)长期使用可能引起造血系统的疾病。

6.禁忌证

新生儿、早产儿禁用。对本品及辅料、苯海拉明、茶碱过敏者禁用。

7.药物相互作用

(1)对乙醇、中枢抑制药、三环类抗抑郁药的药效有促进作用。

(2)能短暂地影响巴比妥类和磺胺醋酰钠等的吸收。

(3)与对氨基水杨酸钠同用时,后者的血药浓度降低。

(三)马来酸氯苯那敏

1.剂型规格

片剂:4 mg。注射剂:1 mL:10 mg、2 mL:20 mg。

2.适应证

本品适用于皮肤过敏症:荨麻疹、湿疹、皮炎、药疹、皮肤瘙痒症、神经性皮炎、虫咬症、日光性皮炎。也可用于过敏性鼻炎、血管舒缩性鼻炎、药物及食物过敏。

3.用法与用量

成人:①口服,每次 4~8 mg,每天 3 次。②肌内注射,每次 5~20 mg。

4.注意事项

(1)老年患者酌减量。

(2)可与食物、水或牛奶同服,以减少对胃刺激。

(3)婴幼儿、孕妇、闭角型青光眼、膀胱颈部或幽门十二指肠梗阻、消化性溃疡致幽门狭窄者、心血管疾病患者及肝功能不良者慎用。

(4)孕妇及哺乳期妇女慎用。

5.不良反应

(1)有嗜睡、疲劳、口干、咽干、咽痛,少见有皮肤瘀斑及出血倾向、胸闷、心悸。

(2)少数患者出现药疹。

(3)个别患者有烦躁、失眠等中枢兴奋症状,甚至可能诱发癫痫。

6.禁忌证

新生儿、早产儿、癫痫患者、接受单胺氧化酶抑制剂治疗者禁用。

7.药物相互作用

(1)与中枢神经抑制药并用,可加强本品的中枢抑制作用。

(2)可增强金刚烷胺、氟哌啶醇、抗胆碱药、三环类抗抑郁药、吩噻嗪类以及拟交感神经药的药效。

(3)与奎尼丁合用,可增强本品抗胆碱作用。

(4)能增加氯喹的吸收和药效。

(5)可抑制代谢苯妥英的肝微粒体酶,合用可引起苯妥英的蓄积中毒。

(6)本品不宜与阿托品、哌替啶等药合用,亦不宜与氨茶碱作混合注射。

(7)可拮抗普萘洛尔的作用。

(四)盐酸异丙嗪

1.剂型规格

片剂:12.5 mg、25 mg。注射剂:2 mL：50 mg。

2.适应证

(1)皮肤黏膜的过敏:适用于长期的、季节性的过敏性鼻炎,血管运动性鼻炎,过敏性结膜炎,荨麻疹,血管神经性水肿,对血液或血浆制品的变态反应,皮肤划痕症。

(2)晕动病:防治晕车、晕船和晕飞机。

(3)用于麻醉和手术前后的辅助治疗,包括镇静、催眠、镇痛和止吐。

(4)用于防治放射病性或药源性恶心、呕吐。

3.用法与用量

口服:抗过敏,每次 6.25～12.5 mg,每天 1～3 次;防运动病,旅行前 1 小时服 12.5 mg,必要时 1 天内可重复 1～2 次,儿童剂量减半;用于恶心、呕吐,每次 12.5 mg,必要时每 4～6 小时 1 次;用于镇静、安眠,每次 12.5 mg,睡前服,1～5 岁儿童,6.25 mg;6～10 岁儿童,6.25～12.5 mg。肌内注射:每次 25～50 mg,必要时 2～4 小时重复。

4.注意事项

(1)孕妇在临产前 1～2 周应停用此药。

(2)老年人慎用。

(3)闭角型青光眼及前列腺肥大者慎用。

5.不良反应

异丙嗪属吩噻嗪类衍生物,小剂量时无明显不良反应,但大量和长时间应用时可出现吩噻嗪类常见的不良反应:①较常见的有嗜睡,较少见的有视力模糊或色盲(轻度)、头晕目眩、口鼻咽干燥、耳鸣、皮疹、胃痛或胃部不适感、反应迟钝(儿童多见)、晕倒感(低血压)、恶心或呕吐[进行外科手术和/或并用其他药物时],甚至出现黄疸;②增加皮肤对光的敏感性,多噩梦,易兴奋,易激动,幻觉,中毒性谵妄,儿童易发生锥体外系反应,上述反应发生率不高;③心血管的不良反应很少见,可见血压增高,偶见血压轻度降低。白细胞减少、粒细胞减少症及再生不良性贫血则属少见。

6.禁忌证

新生儿、早产儿禁用。对本品及辅料、吩噻嗪过敏者禁用。

7.药物相互作用

(1)对诊断的干扰:葡萄糖耐量试验中可显示葡萄糖耐量增加。可干扰尿妊娠免疫试验,结果呈假阳性或假阴性。

(2)乙醇或其他中枢神经抑制剂,特别是麻醉药、巴比妥类、单胺氧化酶抑制剂或三环类抗抑郁药与本品同用时,可增加异丙嗪和/或这些药物的效应,用量要另行调整。

(3)抗胆碱类药物,尤其是阿托品类和异丙嗪同用时,后者的抗毒蕈碱样效应增加。

(4)溴苄胺、胍乙啶等降压药与异丙嗪同用时,前者的降压效应增强。肾上腺素与异丙嗪同用时肾上腺素的 α 作用可被阻断,使 β 作用占优势。

(5)顺铂、巴龙霉素及其他氨基糖苷类抗生素、水杨酸制剂和万古霉素等耳毒性药与异丙嗪同用时,其耳毒性症状可被掩盖。

(6)不宜与氨茶碱混合注射。

8.药物过量

药物过量时表现:手脚动作笨拙或行动古怪,严重时困倦或面色潮红、发热,气急或呼吸困难,心率加快(抗毒蕈碱 M 受体效应),肌肉痉挛,尤其好发于颈部和背部的肌肉。坐卧不宁,步履艰难,头面部肌肉痉挛性抽动或双手震颤(后者属锥体外系的效应)。防治措施:解救时可对症注射地西泮(安定)和毒扁豆碱;必要时给予吸氧和静脉输液。

(五)氯雷他定

1.剂型规格

片剂:10 mg。糖浆剂:10 mL:10 mg。

2.适应证

用于缓解过敏性鼻炎有关的症状,如喷嚏、流涕、鼻痒、鼻塞以及眼部痒及烧灼感。口服药物后,鼻和眼部症状及体征得以迅速缓解。亦适用于缓解慢性荨麻疹、瘙痒性皮肤病及其他过敏性皮肤病的症状及体征。

3.用法与用量

口服:①成人及 12 岁以上儿童,每次 10 mg,每天 1 次;②2～12 岁儿童:体重＞30 kg,每次 10 mg,每天 1 次。体重≤30 kg,每次 5 mg,每天 1 次。

4.注意事项

(1)肝功能不全的患者应减低剂量。

(2)老年患者不减量。

(3)妊娠期及哺乳期妇女慎用。

(4)2 岁以下儿童服用的安全性及疗效尚未确定,故使用应谨慎。

5.不良反应

在每天 10 mg 的推荐剂量下,本品未见明显的镇静作用。常见不良反应有乏力、头痛、嗜睡、口干、胃肠道不适包括恶心、胃炎以及皮疹等。罕见不良反应有脱发、变态反应、肝功能异常、心动过速及心悸等。

6.禁忌证

对本品及辅料过敏者禁用。

7.药物相互作用

(1)同时服用酮康唑、大环内酯类抗生素、西咪替丁、茶碱等药物,会提高氯雷他定在血浆中的浓度,应慎用。其他已知能抑制肝脏代谢的药物,在未明确与氯雷他定相互作用前应谨慎合用。

(2)如与其他药物同时使用可能会发生药物相互作用,详情请咨询医师或药师。

8.药物过量

药物过量时表现:成年人过量服用本品(40～180 mg)可发生嗜睡、心律失常、头痛。防治措施:①一旦发生以上症状,立即给予对症和支持疗法。②治疗措施包括催吐,随后给予药用炭吸附未被吸收的药物,如果催吐不成功,则用生理盐水洗胃,进行导泻以稀释肠道内的药物浓度。③血透不能清除氯雷他定,还未确定腹膜透析能否清除本品。

(六)特非那定

1.剂型规格

片剂:60 mg。

2.适应证

(1)过敏性鼻炎。

(2)荨麻疹。

(3)各种过敏性瘙痒性皮肤疾病。

3.用法与用量

(1)成人及 12 岁以上儿童:口服,每次 30～60 mg,每天 2 次。

(2)6～12 岁儿童,每次 30 mg,每天 2 次,或遵医嘱。

4.注意事项

(1)本品必须在医师处方下方可使用,与其他药物合用时须征得医师同意。

(2)因本品有潜在的心脏不良反应,不可盲目加大剂量。

(3)有心脏病及电解质异常(如低钙、低钾和低镁)及甲状腺功能低下的患者慎用。

(4)服用某些抗心律失常药及精神类药物的患者慎用。

(5)司机及机器操作者慎用。

(6)孕妇及哺乳期妇女慎用。

5.不良反应

(1)心血管系统:根据国外文献报道罕见有下列不良反应发生。例如,QT间期延长、尖端扭转性室性心动过速、心室颤动及其他室性心律失常、心脏停搏、低血压、心房扑动、昏厥和眩晕等,以上反应多数由于超剂量服用及药物相互作用引起。

(2)胃肠系统:如胃部不适,恶心、呕吐、食欲增加和大便习惯改变。

(3)其他:口干、鼻干、咽干、咽痛、咳嗽、皮肤潮红、瘙痒、皮疹、头痛、头晕和疲乏等。

6.禁忌证

对本品及辅料过敏者禁用。

7.药物相互作用

(1)本品不能与各种抗心律失常药同用,以免引起心律失常。

(2)酮康唑和伊曲康唑可抑制本品代谢,使药物在体内蓄积而引起尖端扭转型心律失常。其他咪唑类药物如咪康唑、氟康唑以及甲硝唑、克拉霉素和竹桃霉素等也有类似作用,严重时可致死亡。

8.药物过量

药物过量时表现:一般症状轻微,如头痛、恶心、精神错乱等,严重者曾见室性心律失常。

防治措施:①心脏监测,至少24小时;②采取常规措施消除吸收的药物;③血透不能有效清除血液中的酸性代谢产物;④急性期后对症和支持治疗。

(七)盐酸非索非那定

1.剂型规格

片(胶囊)剂:60 mg。

2.适应证

(1)用于过敏性鼻炎、过敏性结膜炎。

(2)慢性特发性荨麻疹。

3.用法与用量

每次 60 mg,每天 2 次;或 120 mg,每天 1 次。

4.注意事项

肝功能不全者不需减量,肾功能不全者剂量需减半。

5.不良反应

主要不良反应是头痛、消化不良、疲乏、恶心以及咽部刺激感等。

6.禁忌证

对本品及辅料、特非那定过敏者禁用。

7.药物相互作用

本品与红霉素或酮康唑合并使用时,会使非索非那定的血药浓度增加 2～3 倍,但对红霉素和酮康唑的药动学没有影响。

8.药物过量

药物过量时表现:有报道在超剂量使用本品时出现头昏眼花、困倦和口干。防治措施:①当发生药物过量时,应考虑采取标准治疗措施去除未吸收的活性物质。②建议进行对症及支持治疗。③血液透析不能有效地清除血液中的非索非那定。

二、过敏活性物质阻释药

如赛庚啶。

(一)剂型规格

片剂:2 mg。

(二)适应证

(1)用于荨麻疹、血管性水肿、过敏性鼻炎、过敏性结膜炎、其他过敏性瘙痒性皮肤病。

(2)曾用于库欣综合征、肢端肥大症等的辅助治疗,目前已较少应用。

(3)国外有报道可作为食欲刺激剂,用于神经性厌食。

(三)用法与用量

口服:①成人,每次 2～4 mg,每天 2～3 次。②儿童,6 岁以下每次剂量不超过 1 mg,6 岁以上同成人。

(四)注意事项

(1)服药期间不得驾驶机、车、船,从事高空作业、机械作业及操作精密仪器。

(2)服用本品期间不得饮酒或含有乙醇的饮料。

(3)儿童用量请咨询医师或药师。

(4)如服用过量或出现严重不良反应,应立即就医。

(5)本品性状发生改变时禁止使用。

(6)请将本品放在儿童不能接触的地方。

(7)儿童必须在成人监护下使用。

(8)如正在使用其他药品,使用本品前请咨询医师或药师。

(9)过敏体质者慎用。

(10)老年人及 2 岁以下小儿慎用。

(五)不良反应

嗜睡、口干、乏力、头晕、恶心等。

(六)禁忌证

(1)孕妇、哺乳期妇女禁用。

(2)青光眼、尿潴留和幽门梗阻患者禁用。

(3)对本品过敏者禁用。

(七)药物相互作用

(1)不宜与乙醇合用,可增加其镇静作用。

(2)不宜与中枢神经系统抑制药合用。

(3)与吩噻嗪药物(如氯丙嗪等)合用可增加室性心律失常的危险性,严重者可致尖端扭转型心律失常。

(4)如与其他药物同时使用可能会发生药物相互作用,详情请咨询医师或药师。

三、组胺脱敏剂

磷酸组胺。

(一)剂型规格

注射剂:1 mL∶1 mg、1 mL∶0.5 mg、5 mL∶0.2 mg。

(二)适应证

(1)主要用于胃液分泌功能的检查,以鉴别恶性贫血的绝对胃酸缺乏和胃癌的相对缺乏。

(2)用于麻风病的辅助诊断。

（3）组胺脱敏。

（三）用法与用量

（1）空腹时皮内注射，每次 0.25～0.5 mg。每隔 10 分钟抽 1 次胃液化验。

（2）用 1∶1 000 的磷酸组胺做皮内注射，1 次 0.25～0.5 mg，观察有无完整的三联反应，用于麻风病的辅助诊断。

（3）组胺脱敏维持量：皮下注射，每周 2 次，每次 0.5 mL。

（四）注意事项

本品注射可能发生变态反应，发生后可用肾上腺素解救。

（五）不良反应

过量注射后可能出现面色潮红、心率加快、血压下降、支气管收缩、呼吸困难、头痛、视觉障碍、呕吐和腹泻等不良反应，还可能出现过敏性休克。

（六）禁忌证

禁用于孕妇、支气管哮喘及有过敏史的患者。

第四节 抗 风 湿 药

该类药物为一组具有不同作用机制的药物，其共同特点是不具有即刻的抗炎和缓解疼痛作用，但长期使用后可改善病情和延缓疾病进展，主要用于类风湿关节炎和脊柱关节炎的治疗。根据 2012 年美国风湿病学会的推荐意见，目前类风湿关节炎治疗中推荐的抗风湿药物包括甲氨蝶呤、来氟米特、柳氮磺胺吡啶、米诺环素和羟氯喹。此外，在国内患者中雷公藤多苷亦有较多应用。在某些情况下常需联合抗风湿药物治疗。

一、甲氨蝶呤

（一）作用特点

本药为二氢叶酸还原酶抑制剂，通过阻断二氢叶酸向四氢叶酸转化，从而使 DNA 和 RNA 的合成受阻，发挥抗细胞增殖作用。该药为治疗自身免疫病特别是类风湿关节炎和特发性炎性肌病的重要药物。

(二)规格

片剂:2.5 mg×100 片。

(三)适应证

在非肿瘤相关疾病中,该药可用于银屑病、类风湿关节炎、急性多关节型幼年特发性关节炎、特发性炎性肌病的治疗。

(四)禁忌证

以下情况应禁用本品:①对该药过敏者;②孕妇及哺乳期妇女;③肝功能明显不全、血细胞减少患者。

(五)不良反应

不良反应:①胃肠道症状,如恶心、呕吐、食欲下降;②肝功能损害;③骨髓抑制;④口腔黏膜溃疡;⑤对胎儿有致畸作用;⑥罕见情况下会导致肺间质纤维化。

(六)用法

7.5～25 mg(每周 0.3 mg/kg),每周 1 次口服,建议在服用 24 小时后给予叶酸口服,每周2.5～5 mg,以减少相关不良反应。

(七)点评

本药在治疗关节炎或炎性肌病时,多采用每周 1 次给药,每天应用可导致明显的骨髓抑制和毒性作用。

二、来氟米特

(一)作用特点

本药为异噁唑类衍生物,抑制二氢乳清酸脱氢酶的活性,从而影响活化淋巴细胞的嘧啶合成,并发挥其抗炎作用。

(二)剂型规格

片剂:10 mg×16 片;10 mg×10 片。

(三)适应证

主要用于类风湿关节炎及其他自身免疫病的治疗。

(四)禁忌证

(1)对本品及其代谢产物过敏者及严重肝脏损害患者禁用。

(2)孕妇、哺乳期妇女禁用。

(五)不良反应

不良反应:①腹泻、肝功能损害;②高血压;③皮疹;④对胎儿有致畸作用。

(六)用法

类风湿关节炎等关节炎 10～20 mg,每天 1 次,口服。狼疮肾炎、系统性血管炎等每天 30～50 mg,分1～2 次口服。

(七)点评

由于来氟米特的代谢产物在体内通过肝肠循环能存在数年,因此对于口服来氟米特的育龄期女性,在妊娠前应口服考来烯胺(每天 3 次,每次 8 g,连服 11 天)清除其代谢产物。

三、柳氮磺胺吡啶

(一)作用特点

本药为 5-氨基水杨酸与磺胺吡啶的偶氮化合物。该药可通过抑制花生四烯酸级联反应,抑制中性粒细胞移动和活化,抑制 T 细胞增殖、NK 细胞活性和 B 细胞活化,并阻断多种细胞因子如 IL-I、IL-6 和 TNF 等起到抗炎作用。

(二)剂型规格

片剂:0.25 g×60 片。

(三)适应证

主要用于类风湿关节炎、脊柱关节炎、幼年特发性关节炎以及炎症性肠病(主要为溃疡性结肠炎)的治疗。

(四)禁忌证

以下情况应禁用本品:①对磺胺及水杨酸盐过敏者;②肠梗阻或泌尿系统梗阻患者;③急性间歇性卟啉症患者。

(五)不良反应

以下情况应禁用本品:①胃肠道症状,如恶心、上腹不适;②肝功能损害;③头晕、头痛;④血白细胞减少;⑤皮疹。

(六)用法

建议起始剂量为 0.5 g/d,口服,可逐周增加 0.5 g/d,在关节炎中最大剂量为 3 g/d,在炎症性肠病患者中最大可用至 6 g/d。

(七)点评

服用本品期间应多饮水,以防结晶尿的发生,必要时服用碱化尿液药物。

四、羟氯喹

(一)作用特点

本药最早属于抗疟类药物,通过改变细胞内酸性微环境,抑制促炎因子如 IL-1、IL-6 和 IFN-α 的生成,减少淋巴细胞增殖,干扰 NK 细胞的功能,抑制花生四烯酸级联反应等方面来起到抗炎和免疫调节作用。

(二)剂型规格

片剂:0.1 g×14 片;0.2 g×10 片。

(三)适应证

主要用于类风湿关节炎的联合治疗,盘状红斑狼疮和系统性红斑狼疮的治疗。

(四)禁忌证

以下情况应禁用:①对该药以及任何 4-氨基喹啉化合物过敏患者;②对任何 4-氨基喹啉化合物治疗可引起的视网膜或视野改变的患者;③儿童患者禁止长期使用。

(五)不良反应

不良反应:①视网膜病变;②皮疹;③头痛、失眠、耳鸣、耳聋。

(六)用法

建议剂量为每次 0.2 g,每天 2 次口服。

(七)点评

为避免眼毒性,建议羟氯喹的剂量≤6.5 mg/(kg·d)。该药可用于系统性红斑狼疮患者孕期的维持治疗。

五、雷公藤多苷

(一)作用特点

该药为雷公藤的水-三氯甲烷提取物,去除某些毒性后,保留了较强的抗炎和免疫抑制作用,对细胞免疫具有较明显的抑制作用,能作用于免疫应答感应阶段的 T 细胞、巨噬细胞和自然杀伤细胞,抑制它们的功能,对体液免疫也有一定的抑制作用。

(二)剂型规格

片剂:10 mg×100 片。

(三)适应证

主要用于类风湿关节炎及其他自身免疫病的治疗。

(四)禁忌证

以下情况应禁用:①严重肝功能不全及血细胞减少患者;②孕妇及哺乳期妇女。

(五)不良反应

不良反应:①胃肠道反应,肝功能受损;②血白细胞减少;③月经失调,精子数量减少及活力下降。

(六)用法

每天 1.0～1.5 mg/(kg·d),分 3 次,餐后服用。常用剂量 20 mg,每天 3 次。

(七)点评

雷公藤多苷由于性腺抑制不良反应明显,通常不作为首选药物,有生育要求的男女患者应避免长期应用(通常不超过 3 个月)。

鉴于药物制剂和纯化工艺不同,不同厂家的雷公藤多苷疗效和不良反应存在差别。

第九章 中医科常用药

第一节 清热泻火药

一、石膏

(一)别名

细石、白虎、软石膏、细理石。

(二)处方名

生石膏、熟石膏、煅石膏。

(三)常用量

10~30 g。

(四)常用炮制

1.石膏

取原药材,捣碎或研细即可。

2.煅石膏

取石膏放入砂锅或铁锅内,煅至酥松为度,放冷研细即可。

(五)常用配伍

1.配知母

清热泻火,用于治疗发热口渴、头痛、小便黄赤等症。

2.配熟地黄

滋阴泻火,用于治疗阴虚火旺所致之牙痛、头痛、口渴、舌黄等症。

3.配麻黄

清肺止喘,用于治疗支气管哮喘、慢性支气管炎咳喘、痰黄、口苦、舌黄等症。

4.配黄芩

清肺胃火邪,用于治疗肺胃热盛,痰黄口渴、恶心腹胀等症。

5.配牡丹皮

凉血消疹,用于治疗血热皮肤斑疹之症。

(六)临床应用

1.流行性乙型脑炎

生石膏40 g(先煎),知母18 g,生甘草6 g,粳米10 g,生大黄10 g,板蓝根15 g,水牛角粉6 g。水煎服,日服1剂。

2.牙痛

生石膏30 g,细辛5 g。水煎服,日服1剂。

3.急性扭伤

生石膏粉150 g,鲜白萝卜50 g,捣料成糊,外敷患处。

4.皮肤溃疡不敛

煅石膏45 g,红花5 g,共研细粉,外用适量,撒于患处。

5.口舌生疮

口炎颗粒(石膏、知母、生地黄、玄参、青蒿、木通、淡竹叶、板蓝根、儿茶、芦竹根、甘草),口服,一次3~6 g,一天3次。

6.淋巴结炎

生石膏100 g,研细末。与桐油调匀,敷患处,外加纱布包扎,每天换药1次(脓肿溃破者勿用)。

(七)不良反应与注意事项

(1)用量过大,可致神呆不语,疲倦乏力,精神不振。

(2)脾胃虚寒者忌用。

二、知母

(一)别名

名母肉、毛知母、光知母。

(二)处方名

知母、盐知母、炒知母、酒知母、知母肉。

(三)常用量

6～15 g。

(四)常用炮制

1.知母

取原药材,去须毛及外皮,用冷水或温水洗净,闷润,切 0.1～0.3 cm 厚之片,晒干。

2.炒知母

取知母片,放热锅中,用微火炒至深黄色,放冷即可。

3.酒知母

知母片 5 kg,黄酒 1 kg。取知母片,加黄酒拌匀,用微火炒至微黄色。

4.盐知母

知母 5 kg,盐 90 g,水适量。先将知母片加盐水拌匀,微火炒至变色或炒干。

(五)常用配伍

1.配黄柏

滋阴降火,舌红苔黄、咳血等症。

2.配麦冬

清肺泻火,用于治疗肺结核午后低热、手足心热、盗汗、口渴、用于治疗肺中燥热,气管炎导致的干咳、咽喉干燥等症。

3.配酸枣仁

清热养阴除烦,用于治疗虚烦失眠之症。

4.配郁李仁

清火通便,用于治疗血虚津少,大便秘结之症。

(六)临床应用

1.外感发热

白虎汤:生石膏 30～50 g(先煎),知母 12 g,粳米 10 g,甘草 4 g。水煎服,日服 1 剂。

2.肺结核低热咳嗽

知母 15 g,川贝母 10 g,苦杏仁 9 g,炒葶苈子 10 g,法半夏 10 g,秦艽 10 g,橘红 10 g,甘草 6 g。水煎服,日服 1 剂。

3.流行性乙型脑炎

白虎加人参汤:石膏 30 g(先煎),知母 10 g,人参 6 g,粳米 10 g,炙甘草 6 g。

水煎至米熟汤成。

4.遗精

知母 15 g,熟地黄 24 g,山茱萸 12 g,山药 12 g,牡丹皮 10 g,云苓 10 g,泽泻 8 g,黄柏 12 g。水煎服,日服 1 剂。

5.妊娠反应

知母 12 g,人参 3 g,黄芩 3 g。水煎服,日服 1 剂。

6.胃火牙痛

知母 15 g,紫花地丁 30 g,白芷 10 g。水煎服,13 服 1 剂。

(七)注意事项

脾胃虚寒、腹泻者慎服。

三、芦根

(一)别名

苇根、芦苇根、苇子根、甜梗子。

(二)处方名

芦根、鲜芦根。

(三)常用量

10～30 g。鲜品 30～60 g。

(四)常用炮制

取鲜品洗净,切 1.5～3 cm 段,晒干即可。

(五)常用配伍

1.配白茅根
增强清热利水功效,用于治疗肾炎水肿及泌尿道感染尿频尿急之症。

2.配竹茹
清胃止呕,用于治疗胃肠炎呕吐、口渴心烦之症。

3.配麦冬
用于治疗热病伤津、干咳、干哕、口干、烦渴等症。

4.配淡竹叶
用于治疗小便赤痛不畅、口苦舌干、脉数等症。

5.配茜草
凉血消斑,用于治疗皮肤斑疹、红赤或瘙痒等症。

(六)临床应用

1.肺脓疡

芦根 30 g,薏苡仁 30 g,冬瓜子 10 g,桃仁 10 g。水煎服,日服 1 剂。

2.胃热呕吐

鲜芦根 100 g,煎浓汁频饮。

3.尿道炎

芦根 30 g,木通 6 g,车前子 30 g(另包),滑石 15 g,白茅根 10 g。水煎服,日服 1 剂。

4.河豚中毒

鲜芦根 60 g,生姜 10 g,紫苏叶 10 g。水煎服,日服 1 剂。

5.牙龈出血

芦根 30 g。水煎服,日服 1 剂。

6.疝气

芦根 50 g。水煎服,早晚分服,每天 1 剂。

7.荨麻疹

芦根 30 g,黄芩 15 g,茜草 10 g,苍耳子 10 g。水煎服,日服 1 剂。

(七)注意事项

脾胃虚寒者慎用。

四、天花粉

(一)别名

瓜蒌根。

(二)处方名

天花粉、花粉。

(三)常用量

10~15 g。

(四)常用炮制

取原药材,加水浸泡,淋水润透,切 0.2~0.3 cm 片,晒干。

(五)常用配伍

1.配知母

滋阴生津泻火,用于治疗糖尿病口渴、尿频及汗多,伤津口渴等症。

2.配芦根

清热生津,用于治疗热病伤津,心烦口渴、恶心、干呕等症。

3.配川贝母

清热化痰,用于治疗肺热咳嗽、痰黄等症。

4.配天冬

消痰散结,用于治疗乳腺增生,肿硬疼痛之症。

(六)临床应用

1.乳腺增生

天花粉 15 g,天冬 30 g,小茴香 10 g。水煎服,日服 1 剂。

2.糖尿病

天花粉 20 g,夏枯草 10 g,蒲公英 15 g,五味子 3 g,人参 3 g,黄芩 12 g,山楂 15 g。水煎服,日服 1 剂。

3.胃热呕吐

天花粉 15 g,清半夏 12 g,黄芩 15 g。水煎服,日服 1 剂。

4.肺结核咳嗽

天花粉 15 g,蜈蚣 2 条,桑叶 15 g,甘草 10 g。水煎服,日服 1 剂。

5.黄褐斑

天花粉 18 g,当归 10 g,黄芪 30 g,薏苡仁 30 g。水煎服,日服 1 剂。

6.过期流产及死胎

结晶天花粉蛋白针剂肌内注射,剂量以 0.45 mg 乘以月份计算;可加注射地塞米松 5 mL,以减少不良反应。一天 2 次,连用 3 天。

7.流行性腮腺炎

天花粉、绿豆各等份,共研细粉,冷水润涂患处,每天 3~4 次。

(七)不良反应

1.变态反应

荨麻疹、血管神经性水肿、胸闷、气急、过敏性休克等。

2.毒性反应

腹痛、呕吐、阴道出血、肝脾肿大等。

五、栀子

(一)别名

山栀子、红栀子、黄栀子。

(二)处方名

栀子、炒栀子、姜栀子、焦栀子、栀子炭、盐栀子。

(三)常用量

6～15 g。

(四)常用炮制

1.炒栀子

用微火炒至微黄色或者黄色,放冷即可。

2.焦栀子

取栀子放热锅中炒至焦黄色,炒后略洒水取出。

3.栀子炭

取栀子置180 ℃热锅内,炒至外黑内深褐色,喷水取出,筛去屑末,晒干。

4.姜栀子

栀子500 g,姜50 g。用姜汁拌匀栀子,用微火熔干,或微炒干即可。

5.盐栀子

栀子50 kg,食盐1.5 kg,水适量。取栀子用大火炒至内心半透、喷入盐水取出。

(五)常用配伍

1.配玄参

清热利咽,用于治疗慢性咽炎、咽干不适、咽部异物感及喉炎声音嘶哑、口苦舌黄之症。

2.配淡豆豉

清热除烦,用于治疗阴虚或热病伤津,心烦不安、失眠、头痛等症。

3.配侧柏叶

清热凉血,用于治疗肺结核咯血、胃火吐血、鼻炎出血、痔大便出血等症。

4.配牡丹皮

疏泄肝胆,用于治疗慢性肝炎及胆囊炎腹痛、腹胀;月经腹痛、头痛;神经衰弱之头晕头痛、失眠等症。

5.配白茅根

泻火凉血,用于治疗尿血、尿灼热等症。

6.配大黄

清火通便,用于治疗痔大便出血、疼痛之症。

(六)临床应用

1.咽炎

栀子 15 g,玄参 15 g,麦冬 15 g。水煎服,日服 1 剂。

2.痰中带血

栀子 15 g,侧柏叶 15 g,荷叶 15 g,黄芩 12 g,白茅根 20 g。水煎服,日服 1 剂。

3.痔

栀子 18 g,大黄 10 g,白芍 15 g,甘草 3 g。水煎服,日服 1 剂。

4.胆囊炎

栀子 12 g,白芍 15 g,牡丹皮 12 g,柴胡 12 g,生姜 6 g,甘草 3 g,山楂 10 g。水煎服,日服 1 剂。

5.尿路感染

栀子 15 g,白茅根 30 g,黄柏 10 g,蒲公英 30 g。水煎服,日服 1 剂。

6.肝火头痛

栀子 15 g,龙胆草 8 g,薄荷 6 g,白芷 8 g,石膏 30 g。水煎服,日服 1 剂。

7.慢性胃炎

炒栀子 10 g,淡豆豉 10 g,蒲公英 30 g。水煎服,日服 1 剂。

8.细菌性痢疾

栀子 15 g,黄连 15 g,黄柏 10 g,白芍 15 g,地榆 10 g,木香 6 g,马齿苋 30 g,山楂 30 g。水煎服,日服 1 剂。

9.血小板计数减少性紫癜

栀子(炒焦)15 g,生地黄 30 g,赤芍 12 g,白茅根 30 g,炙甘草 3 g。水煎服,日服 1 剂。

10.急性黄疸型肝炎

栀子 15 g,茵陈 20 g,鸡骨草 15 g,田基黄 15 g,甘草 3 g,大枣 5 枚。水煎服,日服 1 剂。

11.胎动不安

栀子 6 g,白芍 10 g,黄芩 9 g。水煎服,日服 1 剂。

(七)不良反应与注意事项

(1)胃部不适、恶心、灼烧感。

(2)外敷偶见皮肤红疹、起疱、瘙痒。

163

(3)中寒便溏者慎用。

六、夏枯草

(一)别名

东风、六月干、广谷草、灯笼头、白花草、大头花、羊肠菜、牛枯草。

(二)处方名

夏枯草、夏枯头。

(三)常用量

6～20 g。

(四)常用炮制

取原药材,摘去花柄,筛去泥土即可。

(五)常用配伍

1.配杜仲
用于治疗高血压所致之头痛、眩晕、烦躁等症。

2.配黄芩
用于治疗内热炽盛、肝火上攻所致之目赤、咽痛、牙痛、头痛等症。

3.配菊花
清肝明目,用于治疗目赤肿痛、迎风流泪以及头目眩晕之症。

4.配玄参
用于治疗阴虚内热、淋巴结核之症。

5.配石决明
用于治疗高血压头痛、颈项不适、眩晕、失眠等症。

(六)临床应用

1.高血压
夏枯草 30 g,石决明 30 g,杜仲 12 g,菊花 12 g。水煎服,日服 1 剂。

2.淋巴结核
夏枯草 30 g,沙参 20 g,玄参 15 g,牡蛎 30 g。水煎服,日服 1 剂。

3.结膜炎
夏枯草 30 g,黄芩 15 g,赤芍 15 g,生地黄 30 g。水煎服,日服 1 剂。

4.内耳眩晕症
夏枯草 20 g,竹茹 6 g,清半夏 12 g,云苓 20 g,黄芩 12 g,桂枝 3 g,钩藤 20 g

（后下）。水煎服,日服 1 剂。

5.急性黄疸型肝炎

夏枯草 30 g,茵陈 15 g,大枣 10 枚。水煎服,日服 1 剂。

6.甲状腺良性结节

夏枯草 25 g,当归 10 g,丹参 15 g,昆布 10 g,珍珠母 20 g,生牡蛎 30 g(先煎)。水煎服,日服 1 剂。

7.滑膜炎

夏枯草 30 g,防己 6 g,泽兰 6 g,豨莶草 10 g,薏苡仁 30 g,丹参 10 g,功劳叶 10 g,土茯苓 20 g,当归 10 g,黄芪 15 g,川牛膝 12 g,丝瓜络 6 g。水煎服,日服 1 剂。

8.糖尿病

夏枯草 30 g,木贼 6 g,生地黄 15 g,黄芪 20 g。水煎服,日服 1 剂。

(七)不良反应与注意事项

(1)变态反应恶心、呕吐、心悸、头晕、腹痛、腹泻、皮肤红斑、丘疹等。

(2)脾胃虚弱者慎用。

第二节 清热燥湿药

一、黄芩

(一)别名

黄文、元芩、印头、空肠、空心草、黄金茶。

(二)处方名

黄芩、淡芩、淡芩片、条芩、子芩、枯芩、片芩、酒芩、焦黄芩、黄芩炭、蜜黄芩。

(三)常用量

6～15 g。

(四)常用炮制

1.黄芩

取原药材,加水浸泡,闷润,晒至八成干,切成 0.2～0.3 cm 厚的片,晒干。

2.酒黄芩

黄芩 5 kg,黄酒 1 kg。取黄芩片,加酒拌匀,置热锅内,用微火炒至深黄色,取出晾干即可。

3.黄芩炭

取黄芩片,置 200 ℃热锅内,炒至外黑内深黄色,存性,喷水灭火星即可。

4.炒黄芩

取黄芩片,在 120 ℃热锅内炒黄为度。

5.焦黄芩

取黄芩片,用大火炒至全焦。

6.蜜黄芩

黄芩片 500 g,蜜 150 g。先将蜜熔化过滤,再加热至起泡,加入黄芩片,炒至微黄色至黄色,不粘手为度。

(五)常用配伍

1.配黄连

清热解毒。用于治疗热毒肿痛、湿热痢疾等症。

2.配白芍

清肠止痛。用于治疗肠炎及痢疾泻利腹痛等症。

3.配栀子

用于治疗咽喉肿痛、鼻炎出血、胃火吐血等症。

4.配知母

清肺降火。用于治疗肺热咳嗽,痰黄胸痛等症。

5.配夏枯草

清肝降火。用于治疗高血压肝火上炎,头痛、眩晕等症。

6.配地榆

清热凉血。用于治疗痔出血、大便疼痛之症。

7.配桑白皮

清肺止咳。用于治疗外感风热、咳嗽痰黄之症。

8.配苦参

清热解毒。用于治疗皮肤红斑痒疹、荨麻疹、湿疹等症。

(六)临床应用

1.上呼吸道感染

黄芩 15 g,穿心莲 10 g,金银花 10 g,薄荷 6 g,炙甘草 6 g。水煎服,日服

1剂。

2.痢疾、肠炎

黄芩 15 g,诃子 10 g,黄柏 12 g,秦皮 12 g,黄连 12 g,马齿苋 30 g。水煎服,日服 1 剂。

3.病毒性肝炎

黄芩 12 g,焦栀子 10 g,茵陈 12 g,薄荷 6 g,山楂 20 g。水煎服,日服 1 剂。

4.高血压

黄芩 15 g,山楂 30 g,决明子 10 g,罗布麻叶 6 g。水煎服,日服 1 剂。

5.麦粒肿

黄芩 15 g,大黄 10 g,金银花 30 g,薄荷 6 g,菊花 15 g。水煎服,日服 1 剂。

6.牙龈炎

黄芩 12 g,黄连 10 g,牡丹皮 15 g,生地黄 30 g,升麻 6 g,生石膏 30 g(先煎)。水煎服,日服 1 剂。

7.钩端螺旋体病

黄芩 15 g,金银花 20 g,连翘 15 g。水煎服,日服 1 剂。

8.猩红热

黄芩 15 g,紫参 10 g,板蓝根 20 g。水煎服,日服 1 剂。

9.月经过多

炒黄芩 10 g,焦黄柏 10 g,制香附 9 g,白芍 15 g,炙龟甲 10 g,艾叶炭 3 g。水煎服,日服 1 剂。

10.急性扁桃体炎

黄芩 15 g,蒲公英 30 g,金银花 30 g。水煎服,日服 1 剂。

11.安胎

黄芩 9 g,菟丝子 10 g。水煎服,日服 1 剂。

12.肾盂肾炎

黄芩 15 g,黄柏 12 g,白茅根 30 g,蒲公英 30 g,苦参 15 g,甘草 4 g。水煎服,日服 1 剂。

13.荨麻疹

酒黄芩 15 g,苍耳子 10 g,大枣 10 枚。水煎服,日服 1 剂。

（七）不良反应

(1)变态反应,可见大水疱样药疹、皮肤潮红、瘙痒、结膜充血。

(2)胃部不适、腹泻。

二、黄连

(一)别名

王连、支连、峨嵋野连、云南黄连、味连、雅连。

(二)处方名

黄连、川黄连、酒黄连、鸡爪黄连、姜黄连、黄连炭、云连。

(三)常用量

5～12 g。

(四)常用炮制

1.酒黄连

(1)酒洗黄连 500 g,黄酒 150 g。取黄连置竹篦中,洒入黄酒,边洒边翻,篦下置一木桶盛淋出之酒,取淋出之酒再洒之,反复数次,使酒全部渗入药料中。取出切 0.2～0.3 cm 厚之片,先晾至半干,再晒干。

(2)酒炒:黄连 5 kg,黄酒 1 kg。取黄连片加酒拌匀,稍闷,用微火炒至深黄色,放冷即可。

2.姜黄连

黄连 5 kg,姜汁 0.5 kg。用生姜汁将黄连拌匀,微炒至干。

3.黄连炭

取黄连用大火炒至外面呈黑色,喷水灭净火星,晒干。

4.醋黄连

黄连 500 g,醋 100 g。取黄连加水浸透后切片,或直接用整货加醋拌匀,至醋渗入后,晒干,再微炒。

5.盐黄连

黄连 500 g,盐 6 g,水适量。取黄连加盐水润透,用微火炒干,至色稍深,放冷即可。

(五)常用配伍

1.配苦参

清热止痢,用于治疗痢疾、肠火所致之腹泻腹痛、里急后重、大便脓血等症。

2.配天花粉

清热生津,用于治疗糖尿病口渴多尿之症。

3.配生地黄

凉血消斑,用于治疗热病皮肤斑疹、瘙痒等症。

4.配吴茱萸

清胃和胃止痛,用于治疗溃疡病、胃炎所致之吞酸、胃脘疼痛等症。

5.配肉桂

用于治疗心火旺盛、肾阴不足所致之失眠、心烦之症。

6.配细辛

清胃止痛,用于治疗胃火上攻所致之口舌生疮、牙痛等症。

(六)临床应用

1.细菌性痢疾

黄连 12 g,黄柏 12 g,黄芩 15 g,栀子 10 g,白芍 13 g,云苓 15 g,地榆 10 g,马齿苋 15 g。水煎服,日服 1 剂。

2.心律失常

黄连 10 g,人参 6 g。水煎服,日服 1 剂。

3.流行性乙型脑炎

黄连 10 g,黄芩 10 g,黄柏 9 g,栀子 10 g,白茅根 20 g,云苓 15 g,侧柏叶 10 g,生地黄 15 g,牡丹皮 10 g。水煎服,日服 1 剂。

4.急性尿道炎

黄连 12 g,黄柏 12 g,车前子 30 g(另包),木通 6 g,白茅根 30 g,泽泻 6 g,滑石 10 g,云苓 10 g。水煎服,日服 1 剂。

5.糖尿病

黄连 10 g,天花粉 10 g,泽泻 6 g,知母 10 g,山药 15 g,人参 6 g。水煎服,日服 1 剂。

6.咽喉肿痛

黄连 12 g,麦冬 30 g,玄参 15 g,薄荷 6 g。水煎服,日服 1 剂。

7.百日咳

100%黄连煎剂,1 岁以下每天 1～1.5 mL;1～2 岁每天 1.5～2 mL;2～5 岁每天 2～2.5 mL;5 岁以上每天 2.5～3 mL。每天 3 次,口服。

8.白喉

黄连粉口服,每次 0.6 g,每天 4～6 次。

9.伤寒

取黄连粉装入胶囊口服,每次 2 g,每 4 小时 1 次,直至体温恢复正常后 3～

5 天为止。

10.肺结核

黄连素每次 300 mg,每天 3 次口服。3 个月为 1 个疗程。

11.猩红热

口服黄连干浸膏。儿童剂量为 0.15～0.3 g,成人 0.45 g,每天 3 次。连用 6～7 天。

12.布氏菌病

0.2%黄连素注射液,每天 2 mL,肌内注射,15 天为 1 个疗程。

13.高血压

黄连 10 g,杜仲 15 g,夏枯草 30 g,赤芍 15 g,泽泻 6 g。水煎服,日服 1 剂。

14.结肠炎

黄连 12 g,苦参 15 g,黄柏 10 g,黄芩 10 g,蒲公英 30 g,干姜 3 g,大枣10 枚。水煎服,日服 1 剂。

15.沙眼

用 10%黄连液滴眼,每天 2 次,21 天为 1 个疗程。

16.扁桃体炎

黄连 15 g,金银花 30 g,蒲公英 30 g,玄参 12 g。水煎服,日服 1 剂。

17.咽峡炎

黄连 15 g,野菊花 12 g,甘草 6 g。水煎服,日服 1 剂。

18.湿疹

将黄连粉与蓖麻油按 1∶3 调成混悬液,涂搽患部。

(七)不良反应与注意事项

(1)过量服用,可导致血压下降、呼吸困难。

(2)可出现过敏性紫癜,皮肤过敏性药疹、荨麻疹,偶见头晕、心慌、血压下降、呼吸困难等过敏性休克反应。

(3)脾胃虚寒者慎用。

三、黄柏

(一)别名

黄波罗、黄伯栗、灰皮柏、檗皮、檗木、华黄柏、东黄柏、关黄柏。

(二)处方名

黄柏、川黄柏、盐黄柏、酒黄柏、黄柏炭。

（三）常用量

6～12 g。

（四）常用炮制

1.炒黄柏

取黄柏片放锅内,用微火炒至微焦。

2.黄柏炭

取黄柏片在锅内炒至焦黑色,存性放冷,喷淋清水,灭净火星,取出即可。

3.酒黄柏

黄柏5 kg,黄酒0.5 kg。取黄柏片用黄酒拌匀,用微火炒干。

4.盐黄柏

黄柏500 g,食盐10 g。取黄柏片用盐水拌匀,用微火炒至变色为度。

（五）常用配伍

1.配牡蛎

滋肾涩精,用于治疗肾阴虚所致之手足心热、遗精、盗汗之症。

2.配车前子

清热利水,用于治疗泌尿道感染及肾盂肾炎所致尿痛、尿急之症。

3.配赤芍

清热止痢,用于治疗痢疾大便脓血、腹痛下重等症。

4.配木香

清热止泻,用于治疗胃肠炎腹痛、腹泻之症。

5.配泽泻

清火利水,用于治疗慢性肾炎下肢水肿之症。

6.配生地黄

滋阴清热,用于治疗糖尿病口渴舌干,多饮多尿之症。

（六）临床应用

1.黄疸型肝炎

栀子10 g,黄柏12 g,炙甘草6 g,茵陈10 g。水煎服,日服1剂。

2.腰膝酸痛、脚气肿痛

炒黄柏12 g,炒苍术12 g。水煎服,日服1剂。

3.湿疹

黄柏、苍术、槟榔各等份,研细末,外搽患处。

4.肺结核潮热盗汗

炒黄柏 12 g,酒知母 10 g,熟地黄 15 g,炙龟甲 15 g。水煎服,日服 1 剂。

5.湿热痢疾

黄柏 15 g,苦参 15 g,蒲公英 30 g,白头翁 10 g。水煎服,日服 1 剂。

6.化脓性中耳炎

黄柏浓缩液(150 g/100 mL)滴耳,一天 2～3 次。

7.流行性脑脊髓膜炎

黄柏流浸膏(每毫升相当生药 1 g),3 岁以下每 6 小时服 3 mL;3 岁以上 4～6 mL;成人 6～10 mL。10 天为 1 个疗程。

8.肺炎

0.2%黄柏碱注射液,每次肌内注射 3 mL,8 小时 1 次,体温降至正常后减为每天注射 2 次。

9.急性结膜炎

10%黄柏煎液滴眼,每次 2～3 滴,每天 2～3 次。

(七)不良反应与注意事项

(1)偶见过敏性药疹。

(2)脾虚便溏者慎用。

四、龙胆草

(一)别名

胆草、草龙胆、地胆草、山龙胆、四叶胆、水龙胆、苦龙胆草。

(二)处方名

龙胆草、酒龙胆、龙胆炭。

(三)常用量

3～9 g。

(四)常用炮制

1.龙胆

取原药材,切去地上部分,洗净切片。

2.龙胆炭

取龙胆段放锅内,用大火炒至焦黑色。

3.酒龙胆

龙胆段 5 kg,黄酒 0.5 kg。取龙胆段用黄酒拌匀,微火炒干。

(五)常用配伍

1.配黄芩

增强清热泻火功效,用于治疗肝胆热盛、口苦舌赤、目赤肿痛以及尿道感染,尿痛尿急之症。

2.配茵陈

清肝退黄,用于治疗黄疸型肝炎胁痛口苦、小便皮肤黄赤等症。

3.配石决明

平肝泻火,用于治疗肝火旺盛或肝阳上亢、高血压所致之头痛口苦、眩晕耳鸣等症。

(六)临床应用

1.急性黄疸型肝炎

龙胆泻肝汤加减:龙胆草 12 g,茵陈 15 g,郁金 10 g,黄柏 10 g,车前子 15 g(另包),柴胡 12 g,炙甘草 6 g。水煎服,日服 1 剂。

2.急性胆囊炎

龙胆草 12 g,黄芩 10 g,栀子 12 g,车前子 15 g(另包),泽泻 6 g,木通 6 g,生地黄 15 g,苦楝皮 5 g,大黄 6 g,柴胡 12 g,当归 10 g,生甘草 6 g。水煎服,日服 1 剂。

3.化脓性中耳炎

龙胆草 20 g,薏苡仁 20 g,栀子 15 g,生地黄 15 g,柴胡 10 g,黄芩 15 g,车前子 15 g(另包),当归 10 g,淡竹叶 10 g,泽泻 6 g,木通 6 g,生甘草 8 g。水煎服,日服 1 剂。

4.带状疱疹

龙胆草 20 g,丹参 20 g,板蓝根 18 g,川芎 15 g,炙甘草 6 g。水煎服,日服 1 剂。

5.阴囊皮炎

龙胆草 20 g,刘寄奴 10 g,五倍子 6 g。水煎滤渣后,加冰片 1 g,浸洗患处,每天 1 次。

6.急性结膜炎

龙胆草 15 g,石决明 20 g。水煎去渣后加食盐 5 g,冷却后洗眼。一天 2～

3 次。

7.鼻出血

龙胆草 30 g。水煎服,日服 1 剂。

8.高血压头痛

龙胆草 15 g,黄芩 15 g,石决明 30 g,槐花 6 g,丹参 10 g,草决明 10 g。水煎服,日服 1 剂。

9.肝火耳鸣

龙胆草 15 g,菊花 15 g,磁石 30 g。水煎服,日服 1 剂。

(七)不良反应与注意事项

(1)大剂量服用,可致头痛,颜面潮红,心率减慢,体温降低,倦怠等。

(2)脾胃虚寒者慎用。

五、苦参

(一)别名

苦骨、川参、牛参、白茎、岭茎、地槐、山槐子、虎麻。

(二)处方名

苦参、炒苦参、苦参炭。

(三)常用量

5～12 g。

(四)常用炮制

1.炒苦参

苦参片 500 g,麦麸 100 g。先炒麦麸,至冒烟时,加入苦参片炒至黄色,筛去麦麸即可。

2.苦参炭

将苦参炒至黑色,晾一夜即可。

(五)常用配伍

1.配蛇床子

杀虫止痒,用于治疗湿疮疥癣、阴痒带下、皮肤瘙痒等症。

2.配丹参

用于治疗冠心病胸闷气短、心悸等症。

3.配木香

清热止痢,用于治疗痢疾腹痛腹泻之症。

4.配苍耳子

祛风止痒,用于治疗皮肤瘙痒、荨麻疹等症。

(六)临床应用

1.急性细菌性痢疾

苦参片口服,一次 3 片,一天 3 次。

2.慢性直肠炎

苦参 30 g,槐花 30 g。水煎 2 次,滤液浓缩至 150 mL,加锡类散 2 支,2%盐酸普鲁卡因 10 mL(需作皮肤药敏试验),保留灌肠,每天 1 次。

3.蛲虫病

苦参 20 g,百部 15 g,明矾 5 g。水煎去渣,保留灌肠,每天 1 次。

4.白细胞减少症

10%苦参总碱注射液 200～400 mg/d,肌内注射。

5.滴虫性阴道炎、外阴瘙痒

20%苦参煎剂灌洗或清洗患部,每天 1 次。

6.烫伤

苦参 30 g,连翘 10 g,共研细粉,用麻油 100 g,调匀后涂患处,每天 2 次。用于一、二度小面积烫伤。

7.带状疱疹

苦参疱疹酊(苦参、蜂胶各 8 g,牡丹皮、灯盏细辛各 5 g,75%乙醇 100 mL),加药液保湿外敷,每天 2～4 次。1～2 日换棉垫 1 次,6～8 日为 1 个疗程。

8.盆腔炎、阴道炎、慢性宫颈炎

抗妇炎胶囊(苦参、黄柏、益母草、当归、乌药、杠板归、连翘、艾叶、红豆),口服,每次 4 粒,一天 3 次。

9.急性传染性肝炎

苦参粉(可装入胶囊),每次 1 g,每天 3～4 次。

10.急性扁桃体炎

苦参 15 g,蒲公英 30 g,金银花 20 g,麦冬 20 g,甘草 6 g。水煎服,日服 1 剂。

11.急性胃肠炎

苦参 10 g,黄柏 10 g,清半夏 10 g,陈皮 6 g,车前子 15 g(另包),水煎服,日服 1 剂。

12.小儿肺炎

200％苦参注射液 2 mL,肌内注射,每天 2 次。

13.血吸虫病腹水

苦参 10 g。水煎服,日服 1 剂。

14.人肠滴虫

苦参片,成人每次按生药 1.2～4 g 的剂量,每天 3 次。小儿酌减。10 天为 1 个疗程。

15.神经性皮炎

苦参 200 g,加入 500 mL 陈醋内浸泡 5 天备用。搽患处,每天 2 次。

16.失眠

苦参 12 g,黄芩 10 g。水煎服,日服 1 次。

17.慢性气管炎

苦参 10 g,杏仁 10 g,地龙 10 g,陈皮 10 g,蒲公英 30 g,甘草 6 g。水煎服, 日服 1 剂。

18.肝火头痛

苦参 15 g,黄芩 15 g,菊花 10 g,石决明 15 g,川芎 6 g,当归 6 g。水煎服,日 服 1 剂。

(七)不良反应与注意事项

(1)过量服用可出现毒性反应,头昏、恶心、呕吐、四肢抽搐、语言不利、呼吸 不规则,甚则呼吸衰竭。

(2)变态反应,麻疹样药疹。

(3)与北豆根同用可加重心脏传导阻滞和其他不良反应。

(4)与藜芦配伍,可加重心律失常、血压下降等毒性反应。

(5)脾虚、食少、便溏者慎用。

六、秦皮

(一)别名

岑皮。

(二)处方名

秦皮、北秦皮。

(三)常用量

6～12 g。

(四)常用炮制

取原药材,洗净,切 2 cm 长方块。

(五)常用配伍

1.配黄柏

清热止痛,用于治疗湿热痢疾,大便脓血、里急后重等症。

2.配蛇床子

祛风止痒,用于治疗荨麻疹皮肤瘙痒以及阴囊湿疹等病症。

3.配白头翁

清热解毒,用于治疗阿米巴痢疾、湿热痢疾等病症。

(六)临床应用

1.急性细菌性痢疾

秦皮 12 g,苦参 12 g,木香 6 g,山楂 10 g,黄柏 10 g。水煎服,日服 1 剂。

2.结膜炎

秦皮 30 g,黄连 15 g,淡竹叶 10 g,滑石 30 g。水煎,取药液 1 500 mL,趁热熏洗,一天 2 次。

3.慢性气管炎

100%秦皮喷雾液,使患者在气雾室内每次吸 30 分钟,每天 1 次,10 次为 1 个疗程。同时口服秦皮浸膏片,每次 2 片,一天 3 次。

4.筋骨扭伤

秦皮接骨胶囊(秦皮、龙骨、川贝母、川西小黄菊),口服,每次 3 粒,一天 3 次。

5.结肠炎

秦皮 12 g,黄芪 15 g,猪苓 15 g,蒲公英 30 g,薏苡仁 30 g,大枣 10 枚。水煎服,日服 1 剂。

(七)不良反应与注意事项

(1)过量可导致呼吸中枢毒性反应。

(2)脾胃虚寒者慎用。

参 考 文 献

[1] 王伟.药物合理应用[M].汕头:汕头大学出版社,2021.

[2] 刘欣.药物应用与疾病诊疗[M].天津:天津科学技术出版社,2020.

[3] 赵志宇.药物与临床[M].长春:吉林科学技术出版社,2019.

[4] 张艳秋.现代药物临床应用实践[M].北京:中国纺织出版社,2021.

[5] 赵立春.现代药物学指南[M].天津:天津科学技术出版社,2020.

[6] 王春娟.现代药物诊疗学[M].沈阳:沈阳出版社,2019.

[7] 刘江波,徐琦,王秀英.临床内科疾病诊疗与药物应用[M].汕头:汕头大学出版社,2021.

[8] 张艳.现代临床实用药物学[M].长春:吉林科学技术出版社,2019.

[9] 李洪霞.临床常见药物应用[M].西安:世界图书出版西安有限公司,2020.

[10] 吴国忠.药物基本知识[M].北京:人民卫生出版社,2020.

[11] 丁明美.新编临床药物治疗学[M].北京:中国纺织出版社,2019.

[12] 王博.药物学基础[M].重庆:重庆大学出版社,2021.

[13] 赵玉霞,杨颖,张吉霞,等.药物学基础与临床应用[M]哈尔滨:黑龙江科学技术出版社,2022.

[14] 赵学友.临床药物学进展[M].长春:吉林科学技术出版社,2019.

[15] 张爱华.药物学基础与临床[M].哈尔滨:黑龙江科学技术出版社,2020.

[16] 李雄.临床药物治疗学[M].北京:中国医药科技出版社,2019.

[17] 刘秀梅.实用药物基础与实践[M].沈阳:沈阳出版社,2020.

[18] 赵丽娅.药物学基础[M].郑州:河南科学技术出版社,2020.

[19] 冯卫平.新编临床药物学[M].长春:吉林科学技术出版社,2019.

[20] 周林光.临床药物应用实践[M].开封:河南大学出版社,2019.

[21] 沈柏蕊.精编临床药物基础与应用[M].沈阳:沈阳出版社,2020.

[22] 唐志刚.现代药物临床应用精要[M].开封:河南大学出版社,2019.

[23] 仲伟营.临床药物应用与疾病诊疗[M].长春:吉林科学技术出版社,2019.

[24] 李玉峰.内科疾病药物合理联用处方[M].郑州:河南科学技术出版社,2020.

[25] 耿萍.实用药物学临床进展[M].天津:天津科学技术出版社,2019.

[26] 徐丽.实用内科疾病药物治疗[M].北京:科学出版社,2020.

[27] 王生寿.新编临床药理及药物应用[M].长春:吉林科学技术出版社,2019.

[28] 孙桂霞.现代临床药物应用[M].哈尔滨:黑龙江科学技术出版社,2020.

[29] 巩萍.现代临床药物学应用[M].长春:吉林科学技术出版社,2019.

[30] 唐士平.药物学基础与临床常用药物[M].北京:金盾出版社,2020.

[31] 谭晓莉.常用药物临床特点与合理应用[M].北京:中国纺织出版社,2019.

[32] 吴平.药物学基础与临床常用药物[M].哈尔滨:黑龙江科学技术出版社,2019.

[33] 易凡.疾病学基础与药物干预[M].济南:山东大学出版社,2022.

[34] 钟明康,王长连,洪震,等.临床药物治疗学[M].北京:人民卫生出版社,2019.

[35] 时慧.药学理论与药物临床应用[M].北京:中国纺织出版社,2021.

[36] 张超,朱海扬,吴欢,等.药理学实验中曲马多替代哌替啶进行镇痛药物药效验证[J].海峡药学,2021,33(8):17-19.

[37] 卢星池.抗感冒药物的不良反应临床表现及预防方法研究[J].基层医学论坛,2019,23(10):1369-1370.

[38] 陈蓉,陆伦根.抗酸药和抑酸药在酸相关性疾病中的应用和评价[J].胃肠病学,2017,22(2):115-117.

[39] 李召红,金燕.硝苯地平缓释、缬沙坦联合辛伐他汀治疗原发性高血压的临床疗效研究[J].现代医药卫生,2019,35(5):732-734.

[40] 李慧.小剂量呋塞米联合冻干重组人脑利钠肽对老年急性心肌梗死合并心力衰竭患者的影响[J].当代医学,2021,27(20):181-182.